Die

Schilddrüse

in

Physiologie und Pathologie

von

Dr. med. Adolf Oswald
Privatdozent an der Universität Zürich

Mit 10 Abbildungen

Leipzig
Verlag von Veit & Comp.
1916

Druck von Metzger & Wittig in Leipzig.

Vorwort.

Nachfolgende Abhandlung, welche aus einem Referat, gehalten an der 83. Versammlung des Schweizerischen Ärztlichen Zentralvereins in Olten am 26. Oktober 1912, hervorgegangen ist[1], verfolgt den Zweck, unsere Kenntnisse über die Schilddrüse, so wie sie sich zurzeit präsentieren, zu einem Ganzen zu verwerten und synthetisch zusammenzufügen. Ich glaube mich durch nunmehr 17jährige Tätigkeit auf diesem Gebiete nach sowohl klinischer, experimenteller und chemischer Richtung hin zu einer solchen Bearbeitung berechtigt. Mein Hauptziel ist dabei, durch sorgfältige kritische Sichtung und Abwägung klärend auf unsere Vorstellungen über die komplizierten Verhältnisse des so viel umstrittenen Organs einzuwirken und die hier leider oft fehlende Verbindung zwischen Physiologen und Klinikern herzustellen. Ich betone, daß ich keine erschöpfende Darstellung bezwecke, sondern in erster Linie die durch unsere Kenntnisse diskutabel gewordenen Punkte einer übersichtlichen Darstellung und Erörterung zu unterziehen, wobei ich Hypothesen nur insoweit behandle, als sie durch ihre Hilfe den Stoff zu weiterem Fortschritt zu befruchten imstande sind.

Der Diskussion sind viele eigene, bisher nicht publizierte Beobachtungen und Versuchsergebnisse eingegliedert. Im ersten Teil soll die Physiologie, im zweiten die Pathologie des Organs behandelt werden.

Das Manuskript wurde im Juli 1914 abgeschlossen.

---

[1] Siehe Korrespondenzblatt für Schweizer Ärzte, Jahrg. 1913, S. 675, und 1912, S. 1130. Vgl. auch meinen Vortrag in der Naturforschenden Gesellschaft in Zürich am 12. Dezember 1910; siehe Vierteljahrschrift der Naturforschenden Gesellschaft in Zürich, Jahrg. 56, S. 393 (1911).

Inhalt.

Seite

Einleitung 1

I. Physiologischer Teil.

Jodthyreoglobulin und dessen physiologische Eigenschaften 3
Jodgehalt des Jodthyreoglobulins 16
Übertritt des Jodthyreoglobulins in die Körpersäfte 20
Stellung der Schilddrüse zum übrigen Organismus 28
Die Nebenschilddrüsen 30

II. Pathologischer Teil.

Hypothyreoidismus, Myxödem, Thyreoaplasie 34
Hyperthyreoidismus 38
Morbus Basedowii 44
Kropf 67
Endemischer Kretinismus 79

Einleitung.

Wohl selten hat ein Organ das allgemeine medizinische Interesse so sehr auf sich gelenkt, wie die Schilddrüse am Ausgange des verflossenen und in den ersten Jahren des laufenden Jahrhunderts. Das vorher völlig unbeachtet gebliebene Organ rückte mit einem Male in den Vordergrund der medizinischen Forschung, und es schien, als ob das Unrecht, das ihm durch die lange Nichtbeachtung angetan worden war, durch die weitgehendste Berücksichtigung in kurzen Jahren wettgemacht werden sollte. Die Zahl der mit ihm sich befassenden Arbeiten war Legion. In den letzten Jahren hat die allgemeine Forschungsrichtung sich wieder von ihm abgewendet und andere Bahnen eingeschlagen, seine Erschließung steht aber nichtsdestoweniger immer noch an der Tagesordnung medizinischen Forschens. Zwei Gründe sind es hauptsächlich, welche das Interesse an der Thyreoidea wachhalten: einmal, daß sie in naher Beziehung steht zu einer Reihe von Krankheiten, deren Natur noch der Aufklärung bedarf. Dabei handelt es sich um Krankheiten, die wegen der allgemein-biologischen Fragen, mit denen sie in engem Konnex stehen und auch wegen ihrer großen Verbreitung und des Widerstandes, welchen sie der Therapie bisher leisteten, den Kliniker und forschenden Arzt immer wieder zum Studium herausfordern. Der zweite Grund liegt darin, daß die Thyreoidea als innersekretorische Drüse in enger Fühlung mit vielen Funktionen unserer Ökonomie steht. Dieser letztere Zusammenhang ist noch vielfach sehr dunkel. Wir wissen zwar *wie* die Schilddrüse auf die übrigen Organe einwirkt, das heißt nach welchem allgemein-biologischen Modus dies geschieht — durch Lieferung eines Sekretes —; wir ignorieren aber noch, in welch *näherer Weise* sich der Modus vollzieht — *wie* das Sekret auf die Tätigkeit der übrigen Organe einwirkt. Das liegt daran, daß uns diese Erkenntnis erst dann werden kann, wenn wir mit einer Unsumme von Problemen und Fragen der allgemeinen Zellbiologie vertraut sein werden, deren

Beantwortung leider noch aussteht. So greift die Schilddrüsenfrage unmittelbar in Probleme ein, die zurzeit sowohl Kliniker wie Physiologen, experimentelle Mediziner und Pharmakologen, sowie Biologen im allgemeinen sehr lebhaft beschäftigen, Probleme, an deren Lösung auch andere Zweige der Naturwissenschaften, vor allem die Chemie und physikalische Chemie eng beteiligt sind. Gerade aber das Studium der Wirkungsweise der Schilddrüse und ihrer engeren Genossen im Körperhaushalt, der innersekretorischen Drüsen, ist für die Erkenntnis der Zellbiologie und der davon abhängigen Disziplinen von eminenter Bedeutung. Und das ist, was das Studium derselben immer wieder aktuell macht.

I. Physiologischer Teil.

Es steht nunmehr fest, daß die Schilddrüse ein sezernierendes Organ ist. Sowohl die histologisch-anatomischen, wie auch die experimentellen und klinischen Befunde drängen uns zu dieser Auffassung hin. Auch der Stoff, den wir als das Sekretionsprodukt anzusehen haben, ist uns bekannt.

Ich gehe zunächst auf letzteren ein.

Der erste erfolgreiche Schritt zur Erforschung des Schilddrüsensekretes ist von Baumann im Jahre 1895 durch die Entdeckung einer organischen Jodverbindung in der Schilddrüse getan worden. Baumann hat das gesamte Organ einer partiellen chemischen Spaltung unterworfen und ist dadurch zum Jodothyrin gelangt, einem Körper von noch hochmolekularer Zusammensetzung, dessen nähere Natur zu erschließen ihm nicht mehr vergönnt war. Das Jodothyrin kommt jedoch als solches in der Schilddrüse nicht vor, sondern stellt nur ein Zersetzungs- und teilweise auch Umwandlungsprodukt des eigentlichen Schilddrüsensekretes dar. Auch besitzt es, wie wir gleich sehen werden, nicht alle physiologischen Eigenschaften des letzteren. Als dieses haben wir das Jodthyreoglobulin anzusehen, einen, wie der Name schon sagt, jodhaltigen Eiweißkörper aus der Gruppe der Globuline, den ich seinerzeit dargestellt habe.[1]

Da die Mehrzahl der experimentellen Untersuchungen über die Schilddrüsenwirkung auch in den letzten Jahren immer noch entweder mit dem viel leichter gewinnbaren (aber ein Gemenge darstellenden) Vollextrakt oder Preßsaft der Schilddrüse oder dem käuflichen (aber nicht das genuine Sekret darstellenden) Jodothyrin angestellt wurden, nicht aber mit dem „schwerer zugänglichen" Jodthyreoglobulin, dürfte es zweckmäßig sein, die Schilderung des Darstellungsverfahrens desselben hier kurz zu wiederholen, wenn auch vielleicht nur, um zu zeigen, daß es außerordentlich einfach und auch dem chemisch Ungeübten zugänglich ist. Die zu einem Brei zerhackten Schilddrüsen werden mit Leitungswasser angerührt, ausgepreßt und die Prozedur vier- bis fünfmal wiederholt. Die zusammengegossenen Extrakte werden mit der gleichen Menge kaltgesättigten Ammonsulfatlösung versetzt, der Niederschlag abfiltriert, in Wasser gelöst und nochmals in der gleichen Weise mit Ammonsulfat gefällt. Der abfiltrierte Niederschlag wird abermals in Wasser gelöst und die Lösung behufs Filtration auf mehrere Filter verteilt. Werden

---

[1] Ad. Oswald, Die Eiweißkörper der Schilddrüse, Hoppe-Seylers Zeitschr. f. physiolog. Chemie, Bd. 27, S. 14 (1899).

die erstmals durchgegangenen Filtrate mehrmals zurückgegossen, so fließt alsdann eine wasserklare, wie Blutserum aussehende Lösung hindurch. Das klare Filtrat kann dann in zweifacher Weise weiterbehandelt werden: a) Es wird nochmals mit Ammonsulfatlösung in gleicher Weise wie vorher behandelt. Dabei entsteht ein schneeweißer, flockiger Niederschlag, der abfiltriert, in Wasser gelöst und in Pergamentschläuchen gegen anfangs fließendes, später destilliertes Wasser (bis zur Sulfatfreiheit des Dialysates) dialysiert wird. Diese Lösung dient zu experimentellen Versuchszwecken am Tier. Will man die Substanz als solche herstellen, so versetzt man die wässerige Lösung mit starkem Alkohol, filtriert die ausgeschiedenen weißen Flocken, trocknet und verreibt die Masse zu Pulver. Dieses kann beliebig lang aufbewahrt werden. — b) Die Lösung wird mit sehr wenig verdünnter Essigsäure gefällt. Dabei entsteht ein weißflockiger Niederschlag, der abfiltriert und in mit wenig Natronlauge versetztem Wasser gelöst wird. Diese Prozedur wird noch einmal wiederholt. Zuletzt wird abfiltriert und die Substanz getrocknet und zu Pulver zerrieben.

Das in Pulverform erhaltene Jodthyreoglobulin wird, wenn man es zu Versuchszwecken in Lösung braucht, mit schwach mit Natronlauge alkalisiertem Wasser versetzt (auf 1 g ca. 60 ccm Wasser und etwa 6 Tropfen 10proz. Natronlauge) und 1—2 Stunden in den Brutofen gestellt. Dabei resultiert eine braune Lösung, die man mit verdünnter Salzsäure möglichst neutralisiert, ohne daß es zur Fällung kommt. Ist zu viel Säure zugesetzt worden, so bringt man so viel Natriumkarbonat hinzu, bis die Lösung sich klärt.

Zur Aufbewahrung eignen sich auch die durch Ammonsulfat erhaltenen Flocken. Sie können in verschlossener Flasche unter der ammonsulfathaltigen Lösung beliebig lange aufbewahrt werden. Zum Gebrauch können sie selbst nach jahrelangem Stehen abfiltriert, in Wasser gelöst und vom Ammonsulfat durch Dialyse befreit werden.

Das Jodthyreoglobulin besitzt alle physiologischen Eigenschaften, die wir bisher von der Schilddrüse kennen. Gehen wir sie der Reihe nach durch.

Zunächst hat er die Eigenschaft, glattweg und in kleinsten Dosen — es genügen dazu täglich 0,05 g beim Erwachsenen — Myxödem in außerordentlich günstiger Weise zu beeinflussen bzw. zu heilen. Schon vor 14 Jahren, in einer meiner ersten Schilddrüsenarbeiten[1], habe ich kurz von einem Fall von juvenilem Myxödem (sporadischem Kretinismus) berichtet, den Magnus-Levy[2] auf mein Zureden hin mit Jodthyreoglobulin behandelt hatte. Der in seinem Wachstum zurückgebliebene, mit Hautverdickungen am Schädel und Gesicht versehene, apathische Knabe wies nach dem Gebrauch des Präparates eine namhafte Steigerung seines Wachstums (10 cm in einem Jahr) auf und wurde geistig frisch und regsam. Über den prompten Erfolg bei Fällen von Myxödem bei Erwachsenen berichtete Magnus-Levy[3]. Auch bei endemischem Kretinismus habe ich günstige Wirkungen, in manchen Fällen geradezu glänzende Resultate erzielt: ein Körperlängenwachstum von durchschnittlich einem Zentimeter im Monat, zwei bis drei Jahre

[1] loc. cit. S. 49.

[2] A. Magnus-Levy, Über Myxödem. Zeitschr. f. klin. Med., Bd. 52, S. 201 (1904), Fall 6, S. 212.

[3] Fall 2 und 7, loc. cit., S. 202.

hindurch, verbunden mit dem fast völligen oder überhaupt völligen Schwinden der kretinischen Merkmale. Es sei mir gestattet 2 Fälle in Kürze zu schildern. Der eine betrifft einen damals, als er sich zum ersten Male bei mir vorstellte, 16jährigen Jüngling mit allen Zeichen des Kretinismus: zu langem Rumpf im Verhältnis zu den Gliedmaßen, zurückgebliebenem Körperwachstum (131 cm), Sattelnase, vorstehenden Backenknochen, dicker Haut im Gesicht, wulstigen Lippen, kleinem trichterförmigen Thorax, Fehlen der Behaarung in Axillis und Pube, kurzen dicken Händen (Maulwurftatzenhänden) mit spitzen Fingern (infantiler Typus), Hängebauch, abgesetzten Epiphysen (entsprechend den Verhältnissen im 6.—7. Lebensjahr), schwerfälligem, watschelndem Gang, kalter, trockener Haut, wachsgelber Gesichtsfarbe, Beschränkung der geistigen Fähigkeiten, schwerer Artikulation der Sprache usw. Keine Struma, überhaupt keine Schilddrüse palpabel.

Seit der Behandlung, die nunmehr über 3 Jahre dauert, und in der regelmäßigen Zufuhr von 0,1 g Jodthyreoglobulin alle zwei Tage besteht[1], hat seine Körperlänge um 29 cm zugenommen, und zwar in den ersten zwei Jahren um monatlich mehr als einen Zentimeter, im 3. Jahr etwas weniger. Auch sind die übrigen Symptome beträchtlich zurückgegangen, der kretinische Gesichtsausdruck ist verschwunden, die Nasenwurzel erhaben, der Ober- und Unterkiefer ist ausgewachsen, wodurch das Gesicht schlanker und schmäler geworden ist, die Gesichtshaut ist dünn, die Lippen nicht mehr wulstig, die Gesichtsfarbe frisch, der Thorax normal geformt, die Behaarung in Axillis und Pube üppig, im Gesicht Haarwuchs; endlich ist der Geist regsamer, das Denken erfolgt rascher, die Artikulation der Sprache ist weit besser usw.

Der zweite Fall betrifft ein 18jähriges Mädchen mit den typischen Zeichen des Kretinismus: Körperlänge 119 cm, Brustumfang 80 cm. Distanz vom Nabel zur Fußsohle 65 cm. Körpergewicht 39,5 kg. Im übrigen die gleichen Merkmale wie der eben erwähnte Fall. Das Röntgenbild zeigt Verknöcherungsverhältnisse wie bei einem 10jährigen Kinde. Keine Struma, überhaupt keine Schilddrüse fühlbar. Patientin bekam alle zwei Tage 0,1 g Jodthyreoglobulin. Nach 6 Wochen betrug die Körperlänge 121,5 cm (Zunahme 2,5 cm), Körpergewicht 34,9 kg (Abnahme 4,6 kg), Brustumfang 73 cm (Abnahme 11 cm), Nabelhöhe 67 cm (Zunahme 2 cm). Patientin, die vorher eine unbeholfene Masse war, ist viel schlanker, regsamer, macht einen intelligenteren Eindruck, zeigt den kretinösen Gesichtsausdruck in minderem Maße usw.

Ich werde an anderem Orte auf diese beiden und andere Fälle im Détail eingehen.

---

[1] Das Präparat ist jetzt im Handel unter dem Namen Thyrakrin zu haben. Beziehbar bei Hausmann A.-G., St. Gallen (Schweiz).

Wie beim spontanen Myxödem und dem Kretinismus hat sich das Jodthyreoglobulin auch bei thyreopriver Kachexie bei Tieren in nicht verkennbarer Weise bewährt. Pick und Pineles[1] machten junge Ziegen durch Entfernung der Schilddrüse myxödematös und brachten die Symptome durch Verabreichung von Jodthyreoglobulin in kurzer Zeit zum Schwinden. Auch das mit Pepsin leicht verdaute Jodthyreoglobulin besaß die Eigenschaften noch. Dagegen erwies sich das Baumannsche Jodothyrin in diesen Versuchen unwirksam, indem selbst nach monatelang andauernder reichlicher Fütterung keine Besserung zu erzielen war. Auch das bei fortgesetzter peptischer Verdauung sich abspaltende Produkt, das in vielfacher Hinsicht mit dem Jodothyrin Ähnlichkeit hat, erwies sich als unwirksam.

Diese letzteren Resultate sind sehr wertvoll, da das Jodothyrin sich beim (spontanen) Myxödem des Menschen als wirksam erwiesen hat[2], wie auch die an nicht totale Kropfexstirpation mitunter sich anschließende Kachexia strumipriva günstig beeinflußt wird.[3] Freilich besteht aber ein quantitativer Unterschied zwischen Jodthyreoglobulin und Jodothyrin zugunsten des ersteren. Diese Diskrepanz zwischen der menschlichen Pathologie und dem Tierexperimente läßt sich vermutlich dadurch erklären, daß in den ersteren Fällen noch ein Rest von intaktem Schilddrüsengewebe besteht, der an und für sich die volle Funktion nicht mehr übernehmen kann[4], den aber das Jodothyrin zu vervollständigen imstande ist, während im Tierexperimente das Organ eben vollständig entfernt wird. Außerdem beziehen sich die Tierexperimente auf noch im Wachstum begriffene Tiere, die erfahrungsgemäß weit empfindlicher sind als ausgewachsene. Lehrreich für uns ist jedenfalls, daß das Jodthyreoglobulin die entfernte Drüse zu ersetzen vermag, somit an Wirksamkeit das Jodothyrin übertrifft.

Die Tatsache, daß das Jodthyreoglobulin ein vollkommener Ersatz für die Drüse bildet, ist beachtenswert. Damit gilt für die Schilddrüse das, was bisher für keine andere Drüse mit innerer

[1] E. P. Pick und F. Pineles, Untersuchungen über die physiologisch wirksame Substanz der Schilddrüse. Zeitschr. f. experim. Path. u. Ther., Bd. 7, S. 518 (1909).

[2] Leichtenstern; siehe E. Roos, Über Schilddrüsentherapie und Jodothyrin, Habilitationsschrift Freiburg i. Br. (1896), S. 68; Ewald, Verhandl. d. Kongr. f. innere Med. 1896; Magnus-Levy, loc. cit., auch Untersuchungen zur Schilddrüsenfrage. Gas- und Stoffwechseluntersuchungen bei Schilddrüsenfütterung usw., Zeitschr. f. innere Med., Bd. 33 (1897), und Deutsche med. Wochenschr. 1896, Nr. 31.

[3] Th. Kocher, Über Kropf- und Kropfbehandlung, Deutsche med. Wochenschr. 1912, Nr. 27; Magnus-Levy, loc. cit.

[4] Beobachtungen von Magnus-Levy (loc. cit.) bei spontanem Myxödem scheinen hierauf direkt hinzudeuten, so z. B. die völlige und dauernde Heilung (nach 5 Jahren nachuntersucht!) eines Falles von Myxoedema adultorum nach vorübergehender (einjähriger) Schilddrüsenmedikation.

Sekretion erwiesen ist, nämlich die volle Ersetzbarkeit des Organs durch ein von ihr gebildetes, uns bekanntes Produkt. Damit wird die Schilddrüse für uns zum Prototyp einer innersekretorischen Drüse.

Eine weitere Eigenschaft, welche die Schilddrüse charakterisiert, ist deren fördernder Einfluß auf die allgemeinen Oxydationsprozesse, den Sauerstoffkonsum und die Kohlensäureausscheidung, und ebenso auf die Stickstoffausfuhr.[1] Diese Beobachtungen sind schon vor einer Reihe von Jahren (1899 und 1904) von Magnus-Levy und von mir angestellt worden. Ich verweise auf unsere betreffenden Publikationen.[2] Auch das Jodothyrin besitzt beide Eigenschaften, jedoch in geringerem Grade.

Ausgesprochene Wirkungen übt die Schilddrüse auch auf die das Herz- und Blutgefäßnervensystem versorgenden autonomen und sympathischen Nervenfasern aus. Die ersten Untersuchungen nach dieser Richtung stammen von v. Cyon, welcher diese Eigenschaft für das Jodothyrin festgestellt hat. Er hat gezeigt, daß sowohl die Erregbarkeit des Vagus wie dessen Ast des Depressor für den faradischen Strom durch dasselbe beträchtlich verstärkt wird. Die Nachuntersuchungen mit dieser Substanz haben verschiedene Beantwortung erhalten, indem manche Untersucher den Befund haben bestätigen können, andere dagegen nicht. Wohl aber gilt er für den Preßsaft oder den wässerigen Extrakt der ganzen Drüse. Nach meinen Untersuchungen ist das auch der Fall für das Jodthyreoglobulin. Ich habe dies zum Teil schon im Jahre 1901 im Verein mit v. Cyon an der Hand einer kurzen Beobachtungsreihe gezeigt[3], und unsere Untersuchungen wurden durch Kraus und Friedenthal[4] bestätigt und auf die Vasokonstriktoren ausgedehnt. Die negativen Befunde mit dem Jodothyrin haben jedoch die positiven (mit Jodthyreoglobulin) übertönt, und da der Glaube vielfach noch herrscht, daß man das Baumannsche Jodothyrin als das eigentliche Sekret der Schilddrüse aufzufassen habe, so zog man den Schluß, daß die jodhaltige Substanz keine Wirkung auf das Herz- und Blutgefäßnervensystem habe, und daraus leitete man die weitere Schlußfolgerung ab, daß, wenn die Schilddrüse tatsächlich auf den Blutkreislauf einwirke, dies vermittels einer anderen Substanz geschehen müsse. Ich habe nun meine früheren Untersuchungen wiederholt und feststellen

[1] Das kommt besonders prägnant beim Myxödem zum Ausdruck, wo die Steigerung des Gaswechsels 50—70% und mehr der Ausgangwerte betragen kann.

[2] Vgl. die Erörterungen Magnus-Levys (loc. cit.); Ad. Oswald (loc. cit.).

[3] v. Cyon und A. Oswald, Über die physiologischen Wirkungen einiger aus der Schilddrüse gewonnener Produkte. Pflügers Archiv, Bd. 83, S. 199 (1901).

[4] Kraus und Friedenthal, Über die Wirkung der Schilddrüsenstoffe. Berl. klin. Wochenschr. 1908, Nr. 38.

können, daß das Jodthyreoglobulin eine ausgesprochene und unverkennbare Wirkung auf die Erregbarkeit sowohl des Vagus und des Depressor, wie auch des Sympathikus (Vasokonstriktoren) im Sinne einer Steigerung hat. Meine Untersuchungen wurden bisher an Kaninchen und Katzen angestellt.[1] Ich lasse hier einige Beispiele folgen. Die Versuche sollen anderwärts ausführlich geschildert werden.

Die Kaninchen wurden in Urethannarkose aufgebunden und die Arteria carotis mit einem Kymographion in Verbindung gebracht. Vagus und Depressor wurden beiderseits präpariert, abgebunden und durchschnitten und mit einem faradischen Strom von bekannter Stärke eine bestimmte Zeit lang (meist 10 Sekunden) gereizt. Danach wurde in die Ohrvene oder die Vena jugularis 10—15 ccm Jodthyreoglobulinlösung (= 0,1—0,15 g Trockensubstanz = 0,3—0,45 mg Jod) injiziert und nach 1—2 Minuten mit dem gleichstarken Strom gleich lang gereizt. Der Ausschlag war nach der Injektion stets viel stärker. Die Resultate sind in folgenden Tabellen übersichtlich dargestellt.

Kaninchen A. Vagusversuch.

Versuch vom 25. VII. 1912. Gewicht 2350 g. 8 Uhr 2 g Urethan subkutan. Tracheotomie, O_2-Atmung.

Tabelle I.

Nr. des Versuchs	Zeit	Rollenabstand	Dauer der Reizung	Pulszahl in 10″ bei Reizung des l. Vagus	Pulszahl in 10″ bei Reizung des r. Vagus	Maximale Pulshöhe in mm Hg
1	10,22′	200	10″	26	—	12
2	10,22′ 30″	200	10″	—	30	4
3	10,29′	200	10″	16	—	19
4	10,29′ 30″	200	10″	—	29	16
	10,30′ bis 10,31	5 ccm Jodthyreoglobulinlösung (aus einem Kropf vom Menschen)				
5	10,34′ 30″	200	10″	15	—	16
6	10,36′	200	10″	—	19	15
7	10,39′	200	10″	7	—	16
	10,44′ bis 10,46′	5 ccm Jodthyreoglobulin aus gesunden Hammelschilddrüsen				
8	10,48′	200	10″	2	—	24
9	10,49′	200	10″	—	10	24
10	10,50′	200	10″	1	—	32
11	10,57′	200	10″	—	6	28

Wir ersehen hieraus, daß die Pulszahl, welche bei Reizung des Vagus mittels faradischen Stroms von bekannter Intensität vor der Jodthyreoglobulininjektion auf 26 und 30 in 10 Sekunden gesunken war, nach

[1] Die Untersuchungen habe ich im hiesigen Pharmakologischen Institut angestellt, wofür ich Herrn Prof. Cloetta meinen besten Dank auch an dieser Stelle aussprechen möchte.

der Injektion desselben bei gleichstarker und gleichlanger Reizung auf 1 (links) und 6 (rechts) sank. Dabei ersehen wir auch, daß das Jodthyreoglobulin aus einem Kropf vom Menschen, welches jodärmer war als das aus gesunden Hammelschilddrüsen, die Pulszahl weniger stark herabsetzte als letzteres.

Folgende Kurvenzeichnungen illustrieren diese Zahlen.

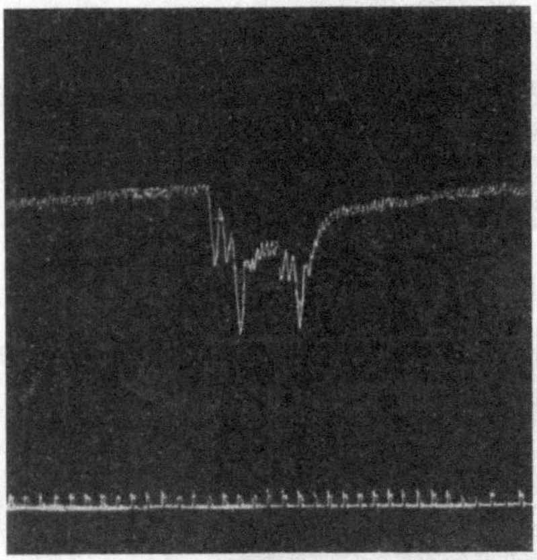

Kaninchen
Fig. 1. Reizung vor der Jodthyreoglobulininjektion (Versuch 1 der Tab. I).

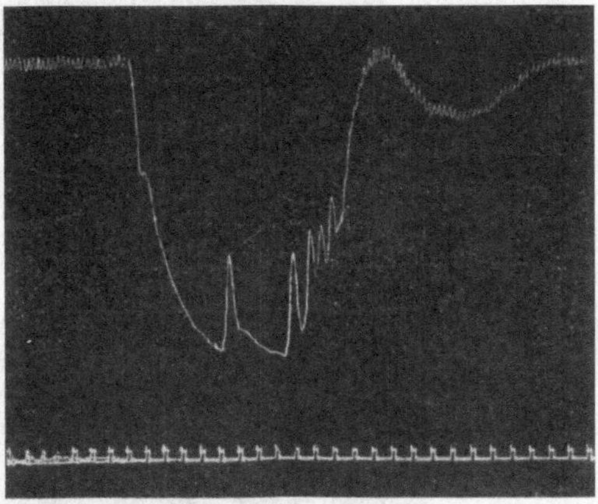

Kaninchen
Fig. 2. Reizung nach der Jodthyreoglobulininjektion (Versuch 8 der Tab. I).

Das gleiche Resultat wurde in mehreren Versuchen am Kaninchen erhalten.

Katze A. Vagusversuch.

Versuch vom 10. III. 1914. Gewicht 2900 g. 5 Uhr 4 ccm Paraldehyd. Tracheotomie, O_2-Atmung mit Ätherzusatz.

Tabelle II.

Nr. des Versuchs	Zeit	Rollenabstand in mm	Dauer der Reizung	Pulszahl in 10″ bei Reizung des r. Vagus	Maximale Pulshöhe in mm Hg
1	5,20′	150	10″	27	10
2	5,26′—5,28′	Injektion von 10 ccm Jodthyreoglobulinlösung			
3	5,32′—5,33′				
4	5,50′	150	10″	12	38
5	5,54′	150	10″	11	38

Während die Pulszahl vor der Jodthyreoglobulininjektion durch Reizung des Vagus mit dem faradischen Strom in 10 Sekunden auf 27 gesunken war, sank sie bei gleichstarker und gleichlanger Reizung in der gleichen Zeitdauer auf 13 und 11, wobei die maximale Pulsgröße von 10 auf 38 mm Quecksilber stieg.

Folgende Figuren veranschaulichen diese Zahlen.

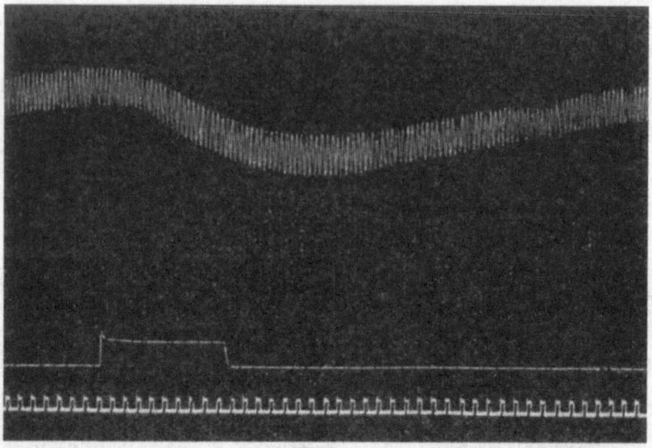

Katze
Fig. 3. Reizung vor der Jodthyreoglobulininjektion (Versuch 1 der Tab. II).

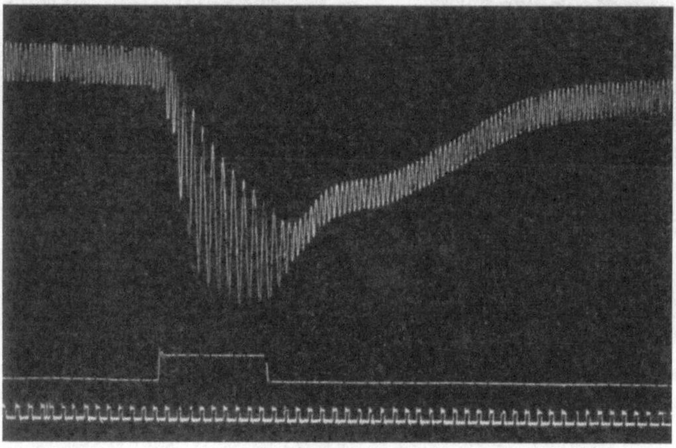

Katze
Fig. 4. Reizung nach der Jodthyreoglobulininjektion (Versuch 4 der Tab. II).

Hund A. Vagusversuch.

Versuch vom 13. V. 1914. Gewicht 20 kg. Paraldehyd, O_2-Atmung, Äthernarkose.

Tabelle III.

Nr. des Versuchs	Zeit	Rollenabstand	Dauer der Reizung	Pulszahl in 10″ bei Reizung des		Maximale Pulshöhe in mm Hg
				l. Vagus	r. Vagus	
1	10,46′	165	10″	21	—	54
2	10,51′	180	10″	—	20	50
3	10,58′—11,1′	Injektion von 0,7 g Jodthyreoglobulin vom Hammel in 30 ccm Wasser.				
4	11,9′	165	10″	22	—	88
5	11,10′	180	10″	—	13	84

Während die Pulszahl vor der Jodthyreoglobulininjektion durch Reizung des linken bzw. rechten Vagus auf 21 bzw. 20 in 10 Sekunden sank, mit einer maximalen Amplitude von 54 bzw. 50 mm Quecksilber, sank sie nach der Injektion auf 22 bzw. 13 mit Maximalamplituden von 88 und 84 mm Quecksilber. Vgl. nachfolgende Figuren.

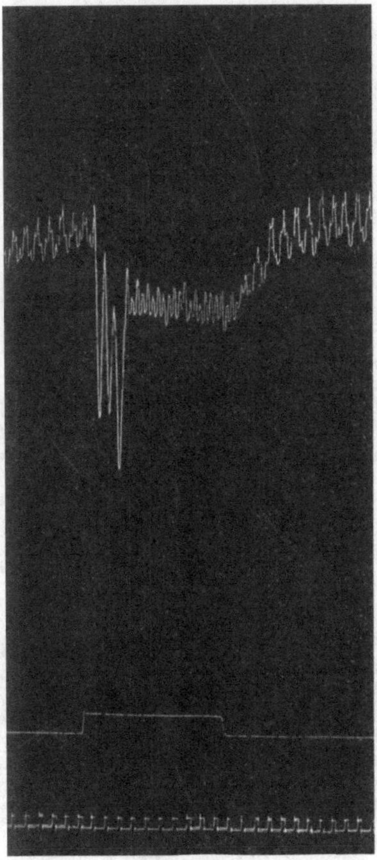

Hund
Fig. 5.
Reizung vor der Jodthyreoglobulininjektion (Versuch 1 der Tab. III).

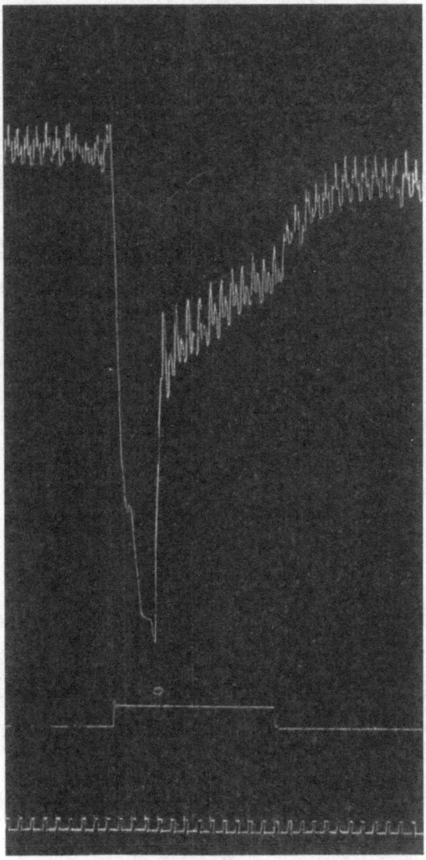

Hund
Fig. 6.
Reizung nach der Jodthyreoglobulininjektion (Versuch 4 der Tab. III).

Kaninchen B. Depressorversuch.

Versuch vom 26. VI. 1913. Gewicht 2950 g. 3 Uhr 2 g Urethan subkutan. Tracheotomie, O_2-Atmung.

Tabelle IV.

Nr. des Versuchs	Zeit	Rollenabstand	Dauer der Reizung des l. Depressors	Blutdruckhöhe in mm Hg
1	5,54′	—	—	113
2	5,56′	160	10″	89
3	5,56′	—	—	118
	5,57′—5,58′	10 ccm Jodothyrinlösung		
4	6,0′	—	—	132
5	6,1′	160	10″	84
6	6,2′	—	—	132
7	6,2′ 30″	160	10″	94

Durch Reizung des zentralen Depressorstumpfes mit dem faradischen Strom während 10 Sekunden sank der Blutdruck von 113 auf 89 mm Quecksilber. Nach der Injektion von Jodthyreoglobulin sank er bei gleichstarker und gleichlanger Reizung von 132 auf 84 mm Quecksilber, also um die Hälfte mehr.

Figg. 5 und 6 veranschaulichen diese Verhältnisse.

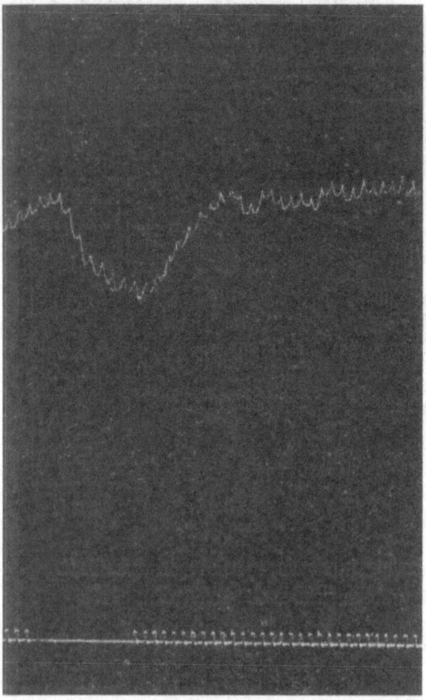

Kaninchen
Fig. 7. Vor der Injektion von Jodthyreoglobulin.
(Versuch 2 der Tab. IV.)

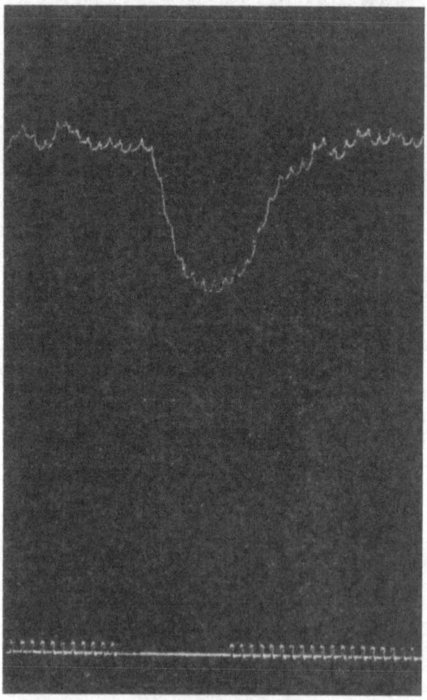

Kaninchen
Fig. 8. Nach der Injektion von Jodthyreoglobulin.
(Versuch 7 der Tab. IV.)

Kaninchen C. Suprareninversuch.

Versuch vom 3. VII. 1913.

In diesem Versuch wurde die Wirkung einer bestimmten Suprarenindosis auf den Blutdruck vor und nach Jodthyreoglobulininjektion untersucht. Um verwertbare Vergleichsresultate zu erhalten, mußte die gleiche Suprareninmenge in der gleichen Zeitdauer in den Kreislauf injiziert werden. Das wurde so erreicht, daß aus einer Bürette eine bestimmte Menge (meist 0,5 ccm) einer Supraureninlösung von 0,001 g in 50 ccm Ringerscher Lösung in ca. 15 Sekunden in die Vena jugularis einlaufen gelassen wurde. Es wurde eine konstante Einlaufsdauer dadurch erhalten, daß in den die Kanüle mit der Glashahnbürette verbindenden Gummischlauch eine Glaskapillare eingeschaltet wurde und der Glashahn jeweilen rapid vollständig geöffnet bzw. vollständig geschlossen wurde. Das Suprarenin wurde mir in liberaler Weise von den Höchster Fabriken zur Verfügung gestellt.

Gewicht des Kaninchens 2150 g. 4 Uhr 2 g Urethan subkutan. Tracheotomie, O_2-Atmung. Durchschneidung der Depressoren.

Tabelle V.

Nr. des Versuchs	Zeit	Höhe des Blutdrucks
1	6,26′	112
2	6,26′ 10″	Injektion von $^1/_{100}$ mg Suprarenin in 18″ in die Vena jug.
3	6,26′ 30″	155
4	6,27′ 30″	118
5	6,29′–6,31′	Injektion von 10 ccm Jodthyreoglobulinlösung in die Ohrvene.
6	6,35′ 30″	120
7	6,36′	Injektion von $^1/_{100}$ mg Suprarenin in 19″ in die Vena jug.
8	6,36′ 35″	182
9	6,37′ 31″	122
10	6,42′	125
11	6,43′	Injektion von $^1/_{100}$ mg Suprar nin in 20″ in die Vena jug.
12	6,43′ 40″	182
13	6,45′	124

Während nach Zufuhr von $^1/_{100}$ mg Suprarenin der Blutdruck von 112 auf 155 mm Quecksilber stieg und nach 60 Sekunden wieder auf die ursprüngliche Höhe sank, stieg er nach der Jodthyreoglobulininjektion bei gleicher Supraureninzufuhr von 120 bzw. 125 auf 182 mm Quecksilber und kam erst nach 91 bzw. 120 Sekunden wieder auf die ursprüngliche Höhe zurück. Die Blutdrucksteigerung war also größer und hielt länger an. Vgl. folgende Kurven.[1]

[1] Alle diese Befunde, worüber ich am Internationalen Physiologenkongreß in Groningen (1913) kurz Mitteilung gemacht habe, sollen in einer demnächst zur Publikation gelangenden Arbeit ausführlich geschildert werden.

Diesen Versuch habe ich oftmals wiederholt und stets mit demselben Resultat. Auch mit Adrenalin, das mir Parke, Davies & Co. zur Verfügung gestellt haben, habe ich das gleiche Resultat erhalten.

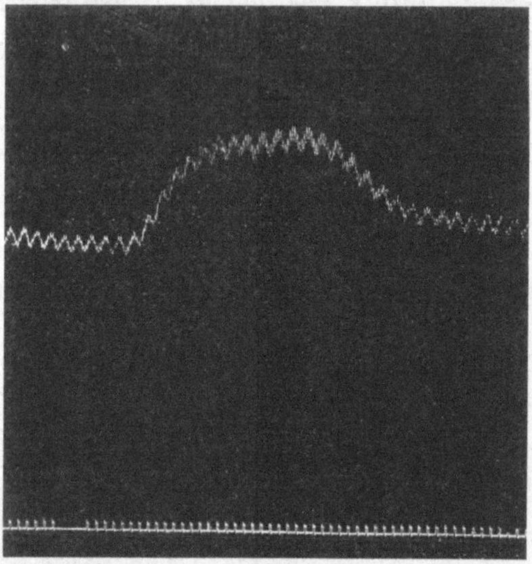

Kaninchen

Fig. 9. Suprareninwirkung vor der Jodthyreoglobulininjektion. Versuch 2 der Tab. V.

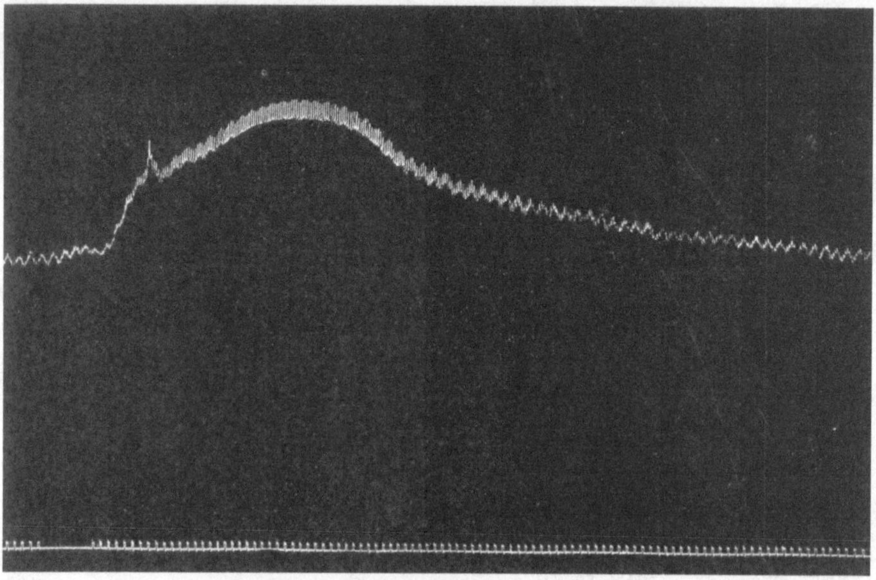

Kaninchen

Fig. 10. Suprareninwirkung nach der Injektion. Versuch 7 der Tab. V.[1]

[1] Fig. 9 und 10 sind im Maßstab auf ca. $^{3}/_{4}$ verkleinert. Die Maße geben also nicht die absoluten, sondern nur relative Werte wieder.

Eine weitere Eigenschaft der Schilddrüse bei Zufuhr der gesamten Drüsenmasse ist, die glukosurische Wirkung des Adrenalins zu steigern. Diese Funktion ist für das Jodthyreoglobulin noch nicht geprüft. Es steht aber zu erwarten, daß sie auch für es besteht. Endlich hat R. Hunt gezeigt, daß die Schilddrüsensubstanz den Organismus gegen Methylcyanid resistenter macht. Koch[1] hat gezeigt, daß auch diese Eigenschaft dem Jodthyreoglobulin zukommt.

Alle diese Eigenschaften besitzt das Jodothyrin entweder gar nicht oder nur in verminderter Weise. So erhöht es noch, wenn auch schwächer als das Jodthyreoglobulin, die Erregbarkeit des Vagus und des Depressors, beeinflußt aber die pressorische Wirkung des Adrenalins nicht. Wir sehen aus all dem Mitgeteilten, daß das Jodthyreoglobulin alle bisher geprüften Eigenschaften der Schilddrüsensubstanz hat und, verglichen mit dem Jodgehalt, auch gleich starke Wirkung wie jene. Einschaltend will ich bemerken, daß die Intensität der Wirkung von der Höhe des Jodgehaltes abhängt und daß, wenn der Jodgehalt auf Null sinkt, das Thyreoglobulin keine Wirkung mehr besitzt. Ich habe ein solches jodfreies Produkt aus Kalbsschilddrüsen dargestellt und feststellen können, daß es eine Wirkung weder auf die Vagus- noch Depressorerregbarkeit, auch nicht auf die Adrenalinempfindlichkeit hat. Ein sehr wenig Jod enthaltendes Präparat (aus Kalbsschilddrüsen und aus einem Kropf vom Menschen) besaß die Wirkung, jedoch weit schwächer als ein solches mit durchschnittlichem Jodgehalt. (Vgl. Versuch am Kaninchen A, S. 8.)

Von allen erwähnten Eigenschaften stellt jedenfalls die Wirkung auf das Myxödem das umfassendste Kriterium zur Erkennung der Wirksamkeit des Schilddrüsensekretes und zu einer Identitätserklärung mit der gesamten Drüsenmasse dar, weil es sich dabei nicht um einen enggumgrenzten Effekt, sondern eine ausgiebige, eine Summe von Erscheinungen umschließende Beeinflussung mit vielleicht vielfachen Angriffspunkten handelt. Um so mehr sind wir berechtigt, auf eine dynamische Vollwertigkeit des Jodthyreoglobulins gegenüber der intakten Drüse zu schließen. Daraus ergibt sich die weitere Schlußfolgerung, daß auch im gesunden Organismus der adäquate Reiz zur Hintanhaltung der myxödematösen Erkrankung im Jodthyreoglobulin gegeben ist, d. h. daß die Schilddrüse normaliter durch seine Vermittelung ihre Funktion ausübt.

Es soll betont werden, daß kein anderer aus der Schilddrüse gewinnbarer Stoff auch nur eine einzige der geschilderten Eigenschaften besitzt.

---

[1] F. C. Koch, On the nature of the iodine-containing complex in Thyreoglobulin. Journ. of Biol. Chemistry, Bd. 14, S. 101 (1913).

Das Jodthyreoglobulin zeichnet sich von anderen Körpereiweißstoffen durch seinen Jodgehalt aus. Das Jod hat seit seiner Entdeckung in unserem Organismus durch Baumann das lebhafteste Interesse auf sich gezogen. Ihm fällt in der Tat bei der spezifischen Wirksamkeitsentfaltung des Schilddrüseneiweißes eine wichtige Rolle zu, denn nichtjodhaltiges Thyreoglobulin, wie es im Innern der Drüsenzellen enthalten und aus kolloidfreien Drüsen ohne weiteres darstellbar ist, zeigt — im Gegensatz zu dem extrazellulär (als Drüsenkolloid) abgelagerten Jodthyreoglobulin — nicht die eben erwähnten Eigenschaften, wenigstens ist bisher festgestellt, daß es einen Einfluß weder auf die Stickstoffausscheidung noch auf die Erregbarkeit des Vagus und des Depressors wie auch nicht auf die Adrenalinempfindlichkeit hat. Daß aber das Jod alles ausmachte, davon ist keine Rede. Ionisiertes Jod oder andere bisher bekannte Jodverbindungen, einschließlich die künstlich jodierten Eiweißkörper, haben nachgewiesenermaßen keinen Einfluß auf die Verbrennungsprozesse, auch nicht auf das Myxödem und die Herz- und Blutgefäßnerven. Auch verstärken sie die pressorische Wirkung des Adrenalins nicht. Diese Behauptungen sollen in einer anderen Publikation ausführlich belegt werden. Freilich beobachteten Isaac und Von den Velden[1] und nach ihnen Fürth und Schwarz[2] bei der Katze eine vagotonische Wirkung auch für künstlich jodiertes Serumeiweiß. (Nur Serumeiweiß verhielt sich so, andere Eiweißarten waren wirkungslos.) Beim Hunde und Kaninchen fanden sie aber nichts dergleichen. Es ist daher dieser Befund bei der Katze noch näher aufzuklären. Eine reine Jodwirkung scheint er nicht zu sein, da ionisiertes Jod ihn nicht darbot (Isaac und von den Velden[3]).

Was dem Jodthyreoglobulin seine Eigenschaften verleiht, ist somit, um das ausdrücklich zu betonen, nicht die Verbindung von Jod mit einem Eiweiß, so wie wir sie bei der künstlichen Jodierung herstellen können, sondern es spielt die ganze Konfiguration des Moleküls, wozu eben auch das Jod gehört, eine Rolle, ähnlich wie auch bei der Wirkung des Chloroforms nicht das Chlor die Hauptrolle spielt, oder das einzig maßgebende ist, sondern zu deren Erzielung die Gesamtheit des Moleküls eben erforderlich ist, d. h. die Verbindung von Chlor mit dem Rest einer

---

[1] S. Isaac und R. Von den Velden, Kreislaufwirkung jodierter Eiweißkörper. Verhandl. d. 24. Kongr. f. innere Med. 1907, S. 307. Dieselben: Untersuchungen über das Verhalten des Kreislaufs bei Zufuhr jodierter Eiweißkörper. Med. naturwissensch. Archiv, Bd. 1, S. 105 (1907). Vgl. auch Von den Velden, Archiv f. experim. Pathol. u. Pharmakol., Bd. 55, S. 234.

[2] O. v. Fürth und K. Schwarz, Über die Einwirkung des Jodothyrins auf den Zirkulationsapparat. Pflügers Archiv, Bd. 124, S. 113 (1908).

[3] Vgl. auch Von den Velden, Zur Pharmakologie des Nervus depressor. Archiv. f. experim. Pathol. u. Pharmakol., Bd. 55, S. 234 (1906).

Methangruppe. Wie sehr das richtig ist, geht wohl am deutlichsten daraus hervor, daß das Jodothyrin nicht mehr alle Eigenschaften des Jodthyreoglobulins hat, trotzdem es jodhaltig ist und sogar prozentual mehr Jod enthält als dieses, ebenso aus der Beobachtung Pick und Pineles[1], wonach von den höheren Spaltungsprodukten des Jodthyreoglobulins bloß die primären Albumosen das bei ihren Ziegen erzeugte experimentelle Myxödem zu heilen vermochten, nicht aber die sekundären, trotzdem die einen wie die anderen jodhaltig sind. Erstere enthalten eben noch jodfreie Gruppen, die letzteren offenbar fehlen. Wir können somit sagen: ohne Jod keine Wirkung, aber Jod allein macht die Wirkung nicht aus.[2]

Zu erwähnen ist, daß das Jod in der Schilddrüse — sowohl in der gesunden wie in der Struma — stets ausschließlich an das Thyreoglobulin gebunden vorkommt, d. h. es gibt keinen anderen in der Schilddrüse vorgebildeten jodhaltigen Körper als Jodthyreoglobulin.[3]

Außer dem jodhaltigen Eiweiß läßt sich aus der Schilddrüse noch

[1] loc. cit.

[2] Organisch gebundenes Jod läßt sich auch in anderen Organen als in der Schilddrüse, nach Justus sogar in allen Zellen, jedoch nur in außerordentlich geringer Menge, nachweisen. Über die Natur dieser Verbindungen sind wir noch nicht unterrichtet. Daß es sich um dieselbe wie in der Schilddrüse handle, ist nicht wahrscheinlich, vielmehr dürfte ihre Genese wohl in die Körperzellen zu verlegen sein. Aus dem Jodgehalt allein läßt sich nicht auf eine Identität mit Jodthyreoglobulin schließen, da alle Eiweißkörper Jod aufzunehmen vermögen, ohne dadurch die physiologischen Eigenschaften des Schilddrüseneiweißes zu erlangen. Die Tatsache, daß Jod im Organismus in geringsten Mengen so sehr verbreitet ist, schränkt seine Bedeutung für die Schilddrüse nicht ein. Eisen ist auch ein sehr verbreitetes Element in der organisierten Materie, und doch wird niemand seine Bedeutung für das Hämoglobin leugnen.

[3] Die Behauptung Alb. Kochers, „ob alles Jod, das die Schilddrüse aufnimmt, solche organische Jodverbindungen (d. h. mit Eiweiß) eingeht, ist bis zur Stunde nicht sicher (Tambach contra Oswald)“, muß ich als unrichtig zurückweisen. Tambach (Zeitschr. f. Biologie, N. F. Bd. 28, S. 549) hat nicht festgestellt, daß Jod in einer anderen Form als an Eiweiß gebunden in der nicht vorbehandelten Schilddrüse vorkommt. Die im Jahre 1898 vor meiner ersten Arbeit über das Thyreoglobulin erschienenen Befunde Tambachs sind von mir eingehend gewürdigt und auf Grund meiner Untersuchungen rektifiziert worden. Ich verweise auf meine damalige Abhandlung (Zeitschr. f. physiol. Chemie, Bd. 27, S. 14 (1899). Daß aus dem Extrakt von 12 kg Schilddrüsen, welches insgesamt über 4 g Jod enthält, nach der Vornahme sehr eingreifender Prozeduren (Hitzekoagulation des Eiweißes in einer mehrere Liter betragenden Auflösung, stundenlanges Eindunsten bei Wasserbadtemperatur, Behandeln des zurückgebliebenen Sirups nacheinander mit konzentrierter Salzsäure und alkoholischer Kalilauge, wie es Tambach getan hat) 88 Milligramm Jod in Jodidform gewonnen werden, beweist nicht, daß dieses Jod von vornherein in ionisierter Form vorhanden war. Darüber dürfte für jeden, der mit der Chemie der Jodeiweißkörper vertraut ist, kein Zweifel herrschen. Es ist deshalb durchaus unstatthaft, den Schluß aus dieser Beobachtung zu ziehen, den Kocher gezogen hat: daß Jod in anderer Form als Jodeiweiß in der Schilddrüse vorgebildet sei.

ein anderer Proteinkörper gewinnen. Dieser, von Albumincharakter, ist jodfrei, dagegen phosphorhaltig und ist in die Gruppe der Nukleoproteide einzureihen. Er tritt an Menge weit hinter dem Jodthyreoglobulin zurück und hat bisher keine spezifischen physiologischen Eigenschaften erkennen lassen. Er stellt einen Bestandteil der Drüsenzellen dar und dürfte von dem Zerfall derselben herrühren. Das Jodthyreoglobulin und das Nukleoproteid stellen zusammen das „Kolloid" der Anatomen dar.

Es erscheint mir nicht überflüssig, die Stellung des Jodthyreoglobulins gegenüber dem Baumannschen Jodothyrin genauer zu präzisieren, da hierüber die Vorstellungen meist an Klarheit zu wünschen übrig lassen. Beide sind, wie das ausdrücklich betont werden muß, nicht Gegenstücke zueinander, sondern wie schon am Eingang dieser Mitteilung erwähnt, ist das erste die Muttersubstanz des letzteren. Das Jodthyreoglobulin ist die native Substanz, wie sie die Schilddrüse produziert, während das Jodothyrin erst durch einen eingreifenden chemischen Prozeß aus jener entsteht. Baumann gewann es so, daß er die Schilddrüse mit 10proz. Schwefelsäure mehrere Stunden sieden ließ und dann den unlöslichen Rückstand mit starkem Alkohol auszog. Den in Lösung gegangenen Teil bezeichnete er als Jodothyrin. Doch handelt es sich nicht um einen chemisch einheitlichen Körper, — seine Zusammensetzung wechselt nicht unbeträchtlich von einem Präparat zum anderen — sondern um ein variables Bruchstück des großen Thyreoglobulinmoleküls, in dem außerdem durch den chemischen Eingriff innere Umwandlungen vor sich gegangen sind. Dies kommt schon rein chemisch in einer ausgesprochenen Resistenz des Jodothyrins gegen siedende konzentrierte Mineralsäuren und starke Alkalien zum Ausdruck, die für das Jodthyreoglobulin nicht besteht. Das Jodothyrin stellt also keinen in letzterem präformierten Komplex dar, etwa wie der Zucker im Glukosidmolekül oder der Purinkörper im Nukleoproteid, sondern ein gleichzeitig intramolekular verändertes Bruchstück seiner Muttersubstanz. Es ist also kein physiologisches Produkt. Seiner Darstellung nach kommt es den Melanoidinen am nächsten, jenen dunkelgefärbten Stoffen, die durch langes Sieden mit starken Mineralsäuren aus Eiweiß erhältlich sind, und die Beziehungen zu den Pigmenten haben. Von jenen Stoffen ist bekannt, daß sie von den Eiweißkörpern, aus denen sie hervorgehen, chemisch nicht unbeträchtlich abweichen. Bei der Berücksichtigung dieser Verhältnisse kann es nicht wundernehmen, daß das Jodothyrin manche physiologischen Eigenschaften seiner Muttersubstanz nicht mehr besitzt. Für den Schilddrüsenforscher ist es belanglos; dieser wird sein Augenmerk dem genuinen Sekret, nicht einem künstlichen Umwandlungsprodukt zuwenden. Mit Jodothyrin gewonnene experimentelle Resultate sagen über die Wirkung des Schilddrüsensekretes nichts aus.[1]

Was die Menge des aus einer Schilddrüse mittlerer Größe (in der Schweiz)[2] darstellbaren Jodthyreoglobulins anbelangt, so beträgt sie nach meinen Bestimmungen einige Gramme. Der Jodgehalt des Jodthyreoglobulins beläuft sich beim Menschen auf rund 0,2 %.[3] Dieser Prozentsatz gilt jedoch nur für die gesunde, nicht oder nicht übermäßig vergrößerte Schilddrüse. Bei ausgesprochenen Kolloidstrumen ist das Thyreoglobulin mitunter jodärmer und im allgemeinen kann man sagen, daß der relative Jodgehalt abnimmt, je stärker die Kolloiddegeneration, d. h. je größer der Kolloidreichtum ist.[4] Diese Tatsache ist sehr merkwürdig. Man gewinnt den Eindruck, als ob neben dem jodhaltigen noch jodfreies Thyreoglobulin ausgeschieden werde. Daraus müssen wir entnehmen, daß die Höhe des Jodgehaltes einer Drüse nicht ohne weiteres einen Maßstab für die Höhe seines Jodthyreoglobulingehaltes ist.

Zu beachten ist, daß durch Zufuhr von Jod mit der Nahrung der Jodgehalt des Thyreoglobulins wächst. Er kann dann bis 0,5 % betragen.[5] Aus diesem Umstand und dem schwankenden Jodgehalt überhaupt haben manche Autoren auf das Unwesentliche des Jodgehaltes geschlossen und sind der Ansicht, daß die Schilddrüse bloß die Aufgabe habe, das Jod aus dem Körper an sich zu reißen, gewissermaßen ihn davon zu befreien. Die hohe Bedeutung, welches dem Jod zukommt, indem es erst dem Eiweiß seine physiologischen Eigenschaften verleiht, läßt diese Annahme nicht aufrechterhalten.

Es steht fest, daß nur das im Lumen der Follikelschläuche enthaltene, als „Kolloid" abgelagerte Thyreoglobulin jodhaltig ist, während im Innern der Drüsenzellen befindliches jodfrei ist. Kolloidfreie Drüsen sind denn auch stets jodfrei.

Nach Aeschbacher (Über den Einfluß krankhafter Zustände auf den Jod- und Phosphorgehalt der normalen Schilddrüse, Inaug.-Dissert. Bern 1905) „scheint" das Eiweiß der Follikelzellen „bis zu einem gewissen Grade jodhaltig zu sein". Er leitet seine Vermutung aus dem Befund an einer einzigen unter 61 untersuchten Schilddrüsen ab, bei der das „beinah"(!) kolloidfreie

---

[1] Damit soll freilich das große Verdienst meines geschätzten ehemaligen Lehrers, Baumann, nicht geschmälert werden. Sein Verdienst ist und bleibt, das Jod und sein Vorkommen in organischer Bindung in der Schilddrüse entdeckt zu haben. Wenn es ihm vergönnt gewesen wäre, seine große Entdeckung länger zu überleben, hätte er selbst alle diese Wahrnehmungen gemacht.

[2] Entsprechend einem Gewichte von ca. 50 g.

[3] A. Oswald, Zur Kenntnis des Thyreoglobulins. Zeitschr. f. physiol. Chemie, Bd. 32, S. 121 (1901).

[4] Ad Oswald, Weiteres über das Thyreoglobulin. Hofmeisters Beiträge, Bd. 2, S. 545 (1902).

[5] Siehe Fußnote 3.

Gewebe sich als jodhaltig erwies! Dieser Befund ist natürlich nicht dazu angetan, den Satz zu erschüttern, daß vollständig kolloidfreies Gewebe jodfrei sei. Aeschbacher spricht von „Thyreoalbumin der Follikelzellen" als von dem nach ihm in dem erwähnten Fall scheinbar jodhaltigen Körper. Ein „Thyreoalbumin" ist in der Chemie der Schilddrüse nicht bekannt; wir kennen nur das Thyreoglobulin und ein Nukleoproteid. Es ist zu bedauern, daß solche Ausdrücke in so leichtfertiger Weise gebraucht werden, welche nur dazu führen, bereits Abgeklärtes wieder zu verwirren. Wenn tatsächlich, wie es Aeschbacher meint, Jod im Innern der Follikelzellen vorkäme, so wäre zuerst zu entscheiden, ob nicht intrazellulär abgelagertes Thyreoglobulin es enthält, bevor er behauptet, daß ein Albumin (das von ihm so genannte „Thyreoalbumin") es einschließe. Solche Untersuchungen hat aber Aeschbacher nicht angestellt.

Auch Jolin (Über den Jodgehalt der menschlichen Schilddrüsen in Schweden, Festschrift für Olof Hammarsten, 1906) meint: „Es scheint, als ob die Schilddrüse nicht nur in ihrem Sekret, sondern vielmehr in ihrem Parenchym Jod zu binden vermag". Er stützt diese Aussage auf Untersuchungen an drei Schilddrüsen. Sein Verfahren war folgendes: Er entfernte aus der durch gelindes Erwärmen oder Einlegen in Alkohol gehärteten Drüse die Kolloidkügelchen mechanisch und bestimmte darin das Jod. Dabei fand er prozentual weniger als im intakten Gewebe. Von diesen drei Untersuchungen scheidet eine aus, weil sie eine zystisch degenerierte Drüse betraf, und der Inhalt von Zysten, wie schon längst bekannt, sehr oft beinah oder auch ganz jodfrei ist, so daß aus seinem Verhalten kein Schluß auf das Kolloid der übrigen Drüsenbezirke zu ziehen ist. Von den beiden anderen lieferte die eine einen Jodgehalt für das Kolloid, der dem des intakten Drüsengewebes ziemlich gleich ist (0,82 mg Jod gegen 0,99 mg). Nur eine wies einen Jodgehalt von 0,42 mg gegen 1,48 mg des unversehrten Gewebes auf. Dabei ist aber zu bedenken, daß in stark kolloiddegenerierten Drüsen das Kolloid nicht überall homogen ist. Schon makroskopisch erkennt man konzentrische Schichtungen, und die einzelnen Lagen lassen sich oft wie die Blätter einer Zwiebel lostrennen. Sehr oft sind gerade die zentralen Stellen die jodärmsten. Diese sind es aber auch, welche sich am leichtesten herauspressen lassen. Außerdem lassen sich die größeren Kolloidkügelchen leichter herausnehmen als die kleineren, und gerade die größeren sind auch in der Regel jodärmer als die kleineren. Jedenfalls ist diese Untersuchungsmethodik nicht ganz einwandfrei zur Klärung des erwähnten Punktes, ganz abgesehen davon, daß ein einziger Befund noch nicht die Allgemeinheit bedeutet. Gewiß ist der Modus, den ich angewendet habe, geeignet, ein weit schärferes und eindeutigeres Resultat zu zeitigen. Er ergab, daß dort, wo Jod in einer Drüse zu finden war, stets auch Kolloid (mikroskopisch) nachzuweisen war — bei kleinsten Mengen Jod, mitunter nur in einem umschriebenen Bezirke der Drüse, woraus sich die Notwendigkeit ergibt, stets alle Teile einer Drüse mikroskopisch zu untersuchen — und daß kolloidfreie Drüsen nie jodhaltig waren.

Viel Schwierigkeit hat es gemacht, den Übertritt des Jodthyreoglobulins in die Blutbahn bzw. das Vorkommen desselben darin nachzuweisen.

Die Versuche, die dahin abzielten, das Drüsensekret in den Abführwegen der unbeeinflußten Drüse zu identifizieren, haben vor der Hand keine positiven Resultate ergeben. Das gilt zunächst für den histologisch-färberischen Nachweis. Man hat Kolloidschollen bekanntlich schon vielfach in den nächstgelegenen Lymphbahnen und mitunter auch Venen beobachtet. Doch ist man solchen Massen bisweilen auch in Arterien normaler Schilddrüsen begegnet, womit jede Beweiskraft für die Identität dieser Gebilde mit Schilddrüsenkolloid dahinfällt. Das Nichtgelingen der histologischen Wahrnehmung des Schilddrüsensekretes verliert seine Bedeutung, wenn wir bedenken, daß das färberische Verhalten des Kolloids, sowie sein Aussehen unter dem Mikroskop wohl kaum etwas spezifisch-charakteristisches darstellt, sondern durch rein physikalische Momente, wie Konsistenz, Wassergehalt, also einen bestimmten kolloidalen Zustand (im physikalisch-chemischen Sinne), bedingt sein dürfte. Diese sind in der Blut- und Lymphbahn nicht mehr die gleichen, wo das Kolloid sich mit den kolloidalen Bestandteilen dieser Säfte vermengt.

Auch die chemisch-analytischen Methoden haben versagt. Nicht nur das Jodthyreoglobulin, sondern auch das Jod hat nicht nachgewiesen werden können. Auch diesem negativen Resultat ist keine allzu große Bedeutung beizumessen, denn es ist nur auf die Begrenzung unserer analytischen Methoden zurückzuführen, die so außerordentlich geringe Mengen von Jod, wie sie in den Ausführungswegen im besten Falle vorkommen, nicht nachzuweisen gestatten. Denn daß der Sekretabfluß nur träge und spärlich ist, darauf deuten schon die anatomischen Verhältnisse hin, sowie auch die zähe Beschaffenheit des kolloidalen Sekretes, dem ein Abfluß nur durch die Lymphspalten gestattet ist. Für den Umfang der täglich abfließenden Sekretmenge gibt uns ein konkretes Beispiel einen Anhaltspunkt an die Hand. Wie eingangs besprochen, genügen schon 0,05 g Jodthyreoglobulin im Tag, um die Symptome des Myxödems zum Schwinden zu bringen und normale Verhältnisse herzustellen. Daraus dürfen wir entnehmen, daß auch in der Norm kaum größere Mengen die Drüse in 24 Stunden verlassen. Den 0,05 g Jodthyreoglobulin entsprechen aber im besten Fall 0,00015 g Jod. Stellt man sich vor, wieviel Jod dies ausmacht für die zur Analyse verwendete, in wenigen Sekunden ausströmende Menge Blut, so sieht man ohne weiteres ein, daß das Größen sind, die unseren gewöhnlichen Verfahren gar nicht zugänglich sind. Auch wenn weit größere Quanten die Drüse verlassen sollten, wären sie immer noch außerordentlich gering.

Keine besseren Resultate hat der indirekte „physiologische" Nachweis gezeitigt, sofern er darin bestand, Schilddrüsenvenenblut auf Wirkungen zu prüfen, wie sie dem Drüsensaft eigen sind; und zwar aus dem gleichen, vorerwähnten Grunde. Die Spur Schilddrüsensekret, die in der zur Verwendung kommenden, relativ geringen Blutmenge vorhanden ist, reicht bis zur physiologischen Reizschwelle nicht hin.

Dagegen ist Asher und seinen Mitarbeitern[1] in einer sehr sinnreichen Versuchsanordnung gelungen, den Übergang von Schilddrüsensekret aus der Drüse in die Körpersäfte darzutun. Bei dieser Gelegenheit wurde auch ein Einblick in die Innervationsverhältnisse der Drüse gewonnen, über die von physiologischer Seite so gut wie nichts bekannt war. Wie oben schon kurz angeführt, wird die Erregbarkeit des Nervus vagus und des Depressor unter der Einwirkung des Schilddrüsensekretes erhöht, d. h. nach Einfuhr von Schilddrüsensekret in die Blutbahn gewinnt die Reizung dieser Nerven einen größeren Effekt als vorher. Asher und seine Mitarbeiter reizten nun bei Kaninchen die zur Schilddrüse verlaufenden und anatomisch als die eigentlichen Drüsennerven zu betrachtenden Nervi laryngei (superiores). Wenn sie danach die oben genannten Nerven reizten, so trat jedesmal ein beträchtlich größerer Effekt ein, als wenn dieser Reizung keine solche des N. laryngeus vorangegangen war. Dieser Erfolg ist so zu erklären, daß unter der Reizwirkung der Schilddrüsennerven die Ausfuhr des Sekretes aus der Drüse in den Kreislauf zunimmt. Diese Deutungsweise ist durchaus zulässig, da jede andere durch die Experimentiertechnik und die Ausschaltung von Nebenwirkungen ausgeschlossen ist.

Das gleiche konnten die genannten Autoren noch in anderer Weise dartun. Kraus und Friedenthal[2] hatten beobachtet, daß nach Injektion von Schilddrüsenpreßsaft Adrenalin eine stärkere Wirkung ausübt als vorher. Asher und Flack konnten nun an Kaninchen, Katzen und Hunden feststellen, daß, wenn sie Adrenalin intravenös injizierten und gleichzeitig die Schilddrüsennerven reizten, die Blutdruckerhöhung beträchtlich stärker war und auch länger andauerte, als wenn die Nerven nicht gereizt wurden. Auch das ist so zu deuten, daß unter der Reizung der Schilddrüsennerven Drüsensekret in den Säftestrom übergegangen ist. Daß hierbei, wie in den anderen Versuchen die Schilddrüse eine aktive Rolle spielt, ergab sich mit Sicherheit daraus, daß nach Exstirpation der Schilddrüse und Nebenschilddrüsen unter sorgsamer Schonung der Nerven die Reizung der letzteren wirkungslos blieb, d. h. es trat keine Verstärkung der Adrenalinwirkung ein. In einem Versuche bei einer Katze konnten die Autoren nach der Reizung des N. laryngeus eine Vermehrung des

---

[1] L. Asher und M. Flack, Nachweis der Wirkung eines inneren Sekretes der Schilddrüse und die Bildung desselben unter dem Einfluß der Nerven. Zentralbl. f. Physiol., Bd. 24, Nr. 6. — Dieselben, Die innere Sekretion der Schilddrüse und die Bildung des inneren Sekretes unter dem Einfluß von Nervenreizung. Zeitschr. f. Biol., Bd. 55, S. 83 (1911). — L. Asher und W. E. von Rodt, Die Wirkungen von Schilddrüsen- und Nebennierenprodukten und die sekretorische Innervation der Schilddrüse, Zentralbl. f. Physiol., Bd. 26, Nr. 5 (1912).

[2] F. Kraus und H. Friedenthal, Über die Wirkung der Schilddrüsenstoffe. Berl. klin. Wochenschr. 1908, Nr. 38.

Gewebssaftes direkt beobachten. Sie war so beträchtlich, daß sie die Flüssigkeit mit der Pravazspritze aufsaugen konnten. Mehr als Kuriosum, denn als Beitrag zur Sekretionsfrage der Schilddrüse will ich erwähnen, daß ich zusammen mit Meyer[1] einen Fall von Schilddrüsenkarzinom beobachtet habe, bei dem im karzinomatös entarteten Gewebe im Laufe weniger Wochen über zwei Liter Flüssigkeit gebildet wurde, die in mehreren Punktionen entfernt werden mußte, und welche die physiologischen Eigenschaften des Schilddrüsensekretes hatte (Beeinflussung der Vaguserregbarkeit).

Es ist weiter oben von der großen Bedeutung des Jods für das Zustandekommen der physiologischen Wirksamkeit des Thyreoglobulins eingehend die Rede gewesen. Eine beachtenswerte Tatsache ist nun, daß die Drüsen neugeborener und auch säugender Menschen und Tiere fast durchweg jodfrei sind; und gewinnt man daraus ein Globulin, so ist es der physiologischen Eigenschaften bar. Daraus möchte man schließen, und viele Autoren haben es getan, daß die Schilddrüse von Neugeborenen und Säuglingen eigentlich kein Sekret liefert, d. h. nicht funktioniert, oder aber, wie das andere getan haben, daß eben das jodhaltige Produkt nicht der spezifisch wirksame Stoff sei. Was letztere Vorstellung anbelangt, so ist sie durch die am Eingang der Abhandlung angeführten Beobachtungen genügend widerlegt, nach welchen das Jodthyreoglobulin in allen Punkten seiner Wirksamkeit mit dem Vollextrakt der Drüse übereinstimmt. Das Nichtvorhandensein von jodhaltigem Sekret in den Drüsenacinis der Neugeborenen und Säuglinge kann verschiedene Ursachen haben. Einmal müssen wir bedenken, daß die Drüse sezernieren kann, ohne daß das Sekret sich in den Bläschen staut. Es wäre durchaus denkbar, daß in dem jugendlichen Organismus der Abschub viel glatter vor sich ginge, als schon bei älteren Kindern. Das Vorhandensein von Kolloid hängt von zwei Dingen ab: von der Sekretion und der Retention, oder richtiger gesagt, von dem Verhältnis, in dem beide zueinander stehen. Fehlen des Kolloids spricht somit an und für sich nicht für fehlende Sekretion. Andererseits, und das scheint mir noch wahrscheinlicher, ist es aber auch denkbar, daß tatsächlich die jugendliche Schilddrüse nicht funktioniert, wenigstens nicht in dem Umfange wie später. Es schließt nichts aus, daß im Fötalleben die Mutter dem Fötus von ihrem Sekret abgibt, und ebenso daß der Säugling mit der Milch das Sekret (in kleinsten, aber doch ausreichenden Mengen) zugeführt bekommt. Oder es können, bei den vielfachen Wechselbeziehungen der Drüsen mit innerer Sekretion zu dieser Zeit auch andere

[1] Meyer-Hürlimann und Ad. Oswald, Karzinom der Schilddrüse mit exzessiver spezifischer Drüsenfunktion. Korrespondenzblatt f. Schweizer Ärzte, 1913, Nr. 46.

Organe die spätere Rolle der Schilddrüse übernehmen. Welche dieser Möglichkeiten zutrifft, wissen wir noch nicht, doch scheint das eine mit großer Sicherheit erwiesen, daß die Schilddrüse im Fötalleben und während der ersten Monate des extrauterinen Lebens keine ausgedehnte Funktion ausübt. Es zeigen uns das ganz deutlich die Befunde beim angeborenen Schilddrüsenmangel, der Thyreoaplasie. Kinder, die an dieser Bildungsanomalie leiden, kommen ganz normal zur Welt und gedeihen in den ersten extrauterinen Lebensmonaten klinisch ganz normal (nur radiologisch lassen sich Veränderungen in den langen Röhrenknochen nachweisen). Daraus müssen wir entnehmen, daß das Kind intrauterin und im Beginne des extrauterinen Lebens unter dem Schilddrüsenmangel nicht leidet, sie also zu dieser Zeit gar nicht benötigt. Das stimmt vortrefflich zu dem Befunde, daß die Schilddrüse zu jener Zeitperiode kein oder nur wenig Kolloid liefert, und so gut wie kein Jod enthält.

Aus dem Nichtvorkommen jodhaltigen Sekretes in der Drüse Neugeborener dürfen wir nun aber nicht etwa auf seine Bedeutungslosigkeit im späteren Leben und auch schon im Kindesalter schließen. Der ausgesprochene Einfluß des Jodthyreoglobulins gerade auch beim jugendlichen Myxödem verbietet eine solche Auslegung.

Nicht ohne Interesse in diesem Zusammenhang ist die von Hunt[1] gefundene Tatsache, daß die Art der Ernährung auf den Kolloid- bzw. Jodgehalt der Schilddrüse einen Einfluß hat. So fand er, daß mit Hafermehl gefütterte weiße Ratten jodreichere Schilddrüsen besaßen als bei gemischter Nahrung gehaltene.

Es soll erwähnt werden, daß bei Anwendung genügend großer Mengen Untersuchungsmaterial auch in den ersten Lebensmonaten die Schilddrüse sich als jodhaltig erweist. Bourcet[2] fand auf 100 g Trockensubstanz berechnet 3—4 mg Jod. Diese Menge ist außerordentlich gering — 10mal geringer wie bei Schilddrüsen Erwachsener — sie zeigt uns aber doch, daß Jod zugegen ist.

Zu beachten ist, daß die totale Entfernung der Schilddrüse im höheren Alter weniger schwere kachektische Erscheinungen nach sich zieht, als in den ersten Dezennien. Daraus entnimmt man, daß im Alter die Schilddrüsenfunktion wieder an Intensität abnimmt. Parallel damit nimmt im Alter auch der Jodgehalt der Drüse ab.

Beiläufig mag die Frage aufgeworfen werden, ob die Abnahme der Tätigkeit der Schilddrüse mit der Verminderung der Oxydationen im Alter zusammenhänge. Wir wissen ja auch, daß sie beim Kinde am

[1] R. Hunt, The effects of a restricted diet and of various diets upon the resistance of animals to certain poisons. Hygienic Laboratory, Bulletin Nr. 69 (1910).

[2] P. Bourcet, L'iode normal de l'organisme. Paris, Boyer (1900).

größten sind, dort, wo auch die Schilddrüsenfunktion am unentbehrlichsten ist.

Eine mehr den Pharmakologen als den Arzt und Physiologen interessierende, für letzteren aber nicht belanglose Frage ist die nach der Bindungsweise und dem Bindungsort des Jods im Jodthyreoglobulin. Viele von mir auf diesen Punkt gerichtete Untersuchungen haben bisher zu keinem positiven Resultat geführt. Zu einem großen Teil liegt es an der Schwierigkeit der Beschaffung hinreichender Mengen Ausgangsmaterial. Jod binden sehr leicht alle oder wenigstens weitaus die meisten Eiweißkörper. Die Frage nach dem Bindungsort des Jods im künstlich jodierten Eiweiß ist von mir dahin entschieden worden, daß ein Teil desselben sich an das Tyrosin lagert, da es mir gelungen ist, aus verschiedenen Jodeiweißkörpern Dijodtyrosin zu gewinnen.[1] Auch aus dem (jodhaltigen) Badeschwamm ist es darzustellen gelungen.[2] Es scheint aber nur der geringste Teil des in das Eiweißmolekül eintretenden Jods sich dort zu verankern; der größte Teil gelangt an einen anderen Ort, den zu ermitteln bisher noch nicht gelungen ist, weil bei der Aufspaltung des Eiweißmoleküls bis zu definierbaren Produkten das Jod als Jodwasserstoff in Freiheit gesetzt wird. Daraus möchte man entnehmen, daß es an der Stelle gelagert ist, wo die Aminosäuren im Eiweißmolekül miteinander verankert sind, d. h. am Stickstoff.[3] Auch bei der Aufspaltung des Jodthyreoglobulins durch hydrolytische Agenzien wird der weitaus größte Teil als Jodwasserstoff in Freiheit gesetzt. Im ungespaltenen Molekül ist leider eine Ortsbestimmung vor der Hand nicht möglich.

Eine Relation besonderer Art hat Kocher in der Schilddrüse in bezug auf den Gehalt an Phosphor aufgestellt. Nach ihm besteht ein Ausschlußverhältnis zwischen dem Jod- und Phosphorgehalt, in dem Sinne, daß bei zunehmender Jodmenge der Phosphorgehalt abnehme und umgekehrt bei abnehmender Jodmenge der Phosphorgehalt zunehme. Diese gegenseitigen Beziehungen bestünden bei normaler und krankhaft veränderter Schilddrüse (Kropf). Bei den Strumen sei der Jodgehalt ein geringerer, der Phosphorgehalt dagegen im allgemeinen ein größerer als bei nicht vergrößerten Drüsen, abgesehen von den Fällen mit sekundärer Degeneration usw. So formuliert, hat es den Anschein, als ob es sich um einen besonderen Zusammenhang handelte, der für die Funktion

[1] A. Oswald, Gewinnung von 3-, 5-Dijodtyrosin aus Jodeiweiß. Zeitschr. f. physiol. Chemie, Bd. 70, S. 310; Bd. 71, S. 200; Bd. 74, S. 290 (1911).

[2] Vgl. A. Oswald, Gewinnung von 3-, 5-Dijodtyrosin aus Jodeiweiß. IV. Mitteilung, Zeitschr. f. physiol. Chemie, Bd. 75, S. 353 (1911).

[3] R—N—C—R, wobei R das Radikal je einer Aminosäure bedeutet.
H O

der Drüse von Bedeutung wäre. Über die Natur dieses „Phosphors" wird nichts ausgesagt. Es wird sein Gehalt nur dadurch festgestellt, daß die Drüsen verascht und die Menge der Phosphorsäure in der Asche bestimmt wird. Phosphor, ganz allgemein gesprochen, kommt nun in der Schilddrüse in den Nukleinen der Zellkerne vor, ferner in dem aus der Schilddrüse durch Wasser extrahierbaren Nukleoproteid, das im Kolloid enthalten ist, und, wie wir gesehen haben, wohl aus zerfallenen Epithelzellen herrührt. Ferner ist „Phosphor" als Phosphat auch ein Bestandteil des Blut- und Lymphplasmas. Der überwiegende Teil des Schilddrüsen-„phosphors" wird zweifelsohne durch die Phosphorsäure der Nukleine, d. h. der Zellkerne gebildet. Man wird daher viel „Phosphor" (d. h. Phosphat) dort finden, wo viele Zellen vorhanden sind, also wo relativ wenig Kolloid (somit wenig Jod) vorkommt, und umgekehrt wenig „Phosphor" (d. h. Phosphat) dort, wo relativ viel Kolloid (Jod) vorkommt. Weiter sagt dieser Befund nichts aus. Er ist also nur von sekundärer Bedeutung. Er stellt nur den Ausdruck der durch die Histologie gegebenen Verhältnisse dar.

Auf Spekulationen, die von anderer Seite über diesen „Phosphor" gemacht wurden, kann ich mir ersparen, hier einzugehen. Es wird nur zu häufig vergessen, daß es sich um Phosphorsäure, und zwar um organisch gebundene (in Nukleinsäuren) und nicht um (ionisierten) Phosphor handelt. Beides sind verschiedene Dinge, und ebenso ist ihre biologische Bedeutung grundverschieden.

Auf die histologischen Verhältnisse der Schilddrüse soll hier nicht eingegangen werden. Es steht fest, daß sie Drüsencharakter hat. Ob alle Epithelialzellen den spezifischen Stoff sezernieren, oder einzelne, als Kolloidzellen, gegenüber anderen dieses Privileg haben, ähnlich wie nur die Belegzellen der Magenschleimhaut die Salzsäure liefern, ist für die Beurteilung der Schilddrüsenfunktion vor der Hand irrelevant. Auch ist die Frage nach dem Ausscheidungsmodus des Drüsenproduktes aus den Epithelzellen in das Lumen der Acini von sekundärer Bedeutung. Ob dabei die Zellen zugrunde gehen und dadurch ihren Inhalt entleeren, oder ob sie ihn ausstoßen, mag den Histologen zur Entscheidung überlassen werden. Nur so viel sei gesagt, daß manche Histologen im Innern des retikulären Zellplasmas kleine Granulationen gesehen haben, ähnlich denen, die in anderen Drüsen vorkommen und die sie hier wie dort mit dem Sekretionsprozeß in Zusammenhang bringen. Nach Biondi[1] zeigen diese Granula die gleichen färberischen Eigenschaften wie das in das Bläscheninnere ausgeschiedene Kolloid. Es spricht aber dieser Befund nicht ohne weiteres für eine chemische und physiologische Identität beider.

[1] Biondi, Berl. klin. Wochenschr. 1888, 25.

Aus der Schilderung der physiologischen Eigenschaften des Jodthyreoglobulins ergibt sich, daß die Schilddrüse in multiple und sehr verschiedene Körperfunktionen eingreift. Sie fördert den allgemeinen Stoffumsatz, den Eiweiß- und Fettabbau, regelt das normale Gedeihen und die Entwickelung, fördert das Organ- und Körperwachstum und beeinflußt die Psyche (letztere Eigenschaften teilt sie, wie wir nunmehr wissen, mit einer anderen innersekretorischen Drüse, der Thymus). Weiterhin erhöht sie die Anspruchsfähigkeit weiter Bezirke des autonomen (parasympathischen) und sympathischen Nervensystems bzw. seiner Erfolgsorgane. Das ist zunächst nachgewiesen für die das Herz und Blutgefäßsystem versorgenden Nerven (Vagus, Depressor), dann für die den M. dilatator pupillae innervierenden Fasern, bzw. den Muskel selbst, der für Adrenalin empfindlicher wird[1]; endlich ist zu nennen die Verstärkung der Adrenalinglukosurie (bzw. ihr Ausbleiben bei fehlender Schilddrüse). Weitere Äußerungen erhöhten Sympathikustonus nach anderer Richtung hin kennen wir aus dem Gebiete der Pathologie (vgl. Abschnitt über Hyperthyreoidismus), aus dem wir auch berechtigt sind, auf Erregbarkeitssteigerung im animalen Nervensystem zu schließen.

Die Tatsache, daß die Thyreoidea in so viele wichtige Funktionen eingreift, stempelt sie schon von rein physiologischer Seite zu einem Organ von hoher Dignität, und die Pathologie und experimentelle Medizin bekräftigen bekanntermaßen diese Vorstellung aufs nachdrücklichste.

Fragen wir uns nun, in welch näherer Weise das Schilddrüsensekret seine Tätigkeit ausübt, d. h. wie es die anscheinend so verschiedenen Funktionen beeinflußt, so müssen wir uns leider einstweilen eine sichere Antwort noch versagen, da sie viele Dinge der Zellbiologie voraussetzt, die wir noch nicht kennen. Wir kennen nicht einmal den Angriffspunkt des Jodthyreoglobulins, indem wir nicht wissen, ob seine Wirkung auf die allgemeinen Oxydationen einer direkten Wirkung auf die Körperzellen zuzuschieben ist, oder ob es nicht irgendwo im Körper Prozesse auslöst, die ihrerseits erst auf die einzelnen Zellen einwirken, in der Art etwa einer Kinase.

Scheinbar einfacher für unser Verständnis liegen die Verhältnisse bei der Beeinflussung des Zellstoffwechsels, indem dort das Jodthyreoglobulin direkt in den Zellchemismus eingreifen kann, während bei der Förderung z. B. der Adrenalinwirkung oder der die Gefäßnerven treffenden mechanischen oder elektrischen Reize uns nicht bekannt ist, ob es der Nerv ist, der derart beeinflußt wird, daß seine Anspruchsfähigkeit zunimmt oder das Erfolgsorgan. Die Förderung des Stoffwechsels scheint

[1] Nach langdauernder Schilddrüsenfütterung kontrahiert sich (beim Hund) der M. dilatator pupillae auf Adrenalininstillation, während ohne ihre Mithilfe die Erscheinung nicht eintritt.

auf eine allgemeine Zellbeeinflussung hinzudeuten. Sonach läßt sich denken, daß sowohl der Nervenapparat wie die Erfolgsorgane mehr ansprechen, und daß beide es tun, weil ihre allgemeine Zelltätigkeit verstärkt ist. Von diesem Gesichtspunkte aus ist zu erwarten, daß auch noch andere Organe als die bisher geprüften in ihrer spezifischen Tätigkeit gefördert werden. Dabei kann man an Katalyse denken und sich vorstellen, daß das Jodthyreoglobulin mittel- oder unmittelbar in die enzymatischen Vorgänge des Protoplasmas eingreife. Bekannt ist, daß auch andere Substanzen die Fähigkeit haben, die Adrenalinwirkung zu verstärken, so Kokain und Hypophysisextrakt. An und für sich wirkungslose Gaben dieser Stoffe steigern beträchtlich die pressorische und mydriatische Wirkung des Adrenalins, und das gleiche tun Stoffe, die den Geweben Kalk entziehen.[1] Das spricht nicht gegen eine katalytische Wirkung, wissen wir doch, daß wohldefinierte Körper der Kohlenstoffreihe katalytische Eigenschaften haben und von einem Vorgang, der kolloidale Zustandsänderungen herbeizuführen imstande ist (Entziehung von Calciumionen), ist das erst recht zu erwarten.

Legen wir uns die Frage vor, wie die Schilddrüse zu ihrer Tätigkeit angeregt wird, so war man bis vor kurzem der Ansicht, es geschehe dies auf dem Wege der Blutbahn, durch Hormone. Das Zusammenwirken der Schilddrüse mit dem übrigen Organismus sollte sonach in erster Linie durch eine chemische Regulation vor sich gehen. In diese Vorstellung haben die schon erwähnten Untersuchungen Ashers und Flacks[2] Wandlung gebracht, die nachgewiesen haben, daß die Schilddrüse unter der direkten Herrschaft des Nervensystems steht und durch die Nervenbahn zu ihrer sekretorischen Arbeit angeregt wird, wie das für Drüsen mit Ausführungsgang schon längst bekannt ist. Das gleiche haben sie für die Nebenniere feststellen können.

Ziehen wir in Erwägung, daß die Wirkung der Sekrete der innersekretorischen Drüsen sich zu einem guten Teil nachgewiesenermaßen auf das Nervensystem richtet (was sowohl für die Schilddrüse wie für die Nebenniere gilt), so erscheinen uns diese Drüsen gewissermaßen als Einschalteorgane innerhalb des Nervenapparates: sie empfangen ihren Reiz vom Nervensystem und tragen durch ihr Sekret dazu bei, vom Nervensystem ausgehende Reize zu verstärken. Sie spielen also die Rolle von

[1] A. Fröhlich und O. Löwi, Über eine Steigerung der Adrenalinempfindlichkeit durch Kokain. Archiv f. experim. Pathol. u. Pharmakol., Bd. 62, S. 159 (1910). — Kepinow, Über den Synergismus von Hypophysisextrakt und Adrenalin. Ebenda, Bd. 67, S. 247 (1912). — R. Chiari und A. Fröhlich, Erregbarkeitsänderung des vegetativen Nervensystems durch Kalkentziehung. Ebenda, Bd. 64, S. 214 (1911). — Siehe auch R. Chiari und H. Januschke, Hemmung von Transsudat- und Exsudatbildung durch Kalziumsalze. Ebenda, Bd. 65, S. 120 (1911).

[2] Siehe Anm. 1 auf S. 22.

Verstärkungsapparaten, von Vorrichtungen, die dem Nervensystem zur Verfügung stehen, um gewissen Reizen mehr Nachdruck und Gewicht zu verleihen. Sie sind Multiplikatoren.[1]

Bedenken wir nun, daß es nachgewiesenermaßen auch Stoffwechselvorgänge gibt, die unter dem Einfluß des Nervensystems stehen, z. B. die Nichtverwertung des Zuckers nach Verletzung einer bestimmten Region der Rautengrube (Claude Bernardscher Zuckerstich), bzw. bei Reizung des Splanchnicus durch Adrenalin (Adrenalinglukosurie), das leichtere Auftreten der Zuckerausscheidung bei sogenannten sympathikotonischen Individuen, das Nichtauftreten derselben bei vagotonischen usw., so ist die Anschauung nicht unberechtigt, daß auch andere Vorgänge, und vielleicht ausgedehnte Gebiete des Körperchemismus, die bisher nicht in die Einflußsphäre des Nervensystems verlegt wurden, von ihm abhängig sind. Nichts hindert uns, das für den Eiweiß- und Fettabbau anzunehmen. Warum sollte für sie nicht das gelten, was für den Kohlenhydratabbau erwiesen ist? Das ist jedenfalls der Prüfung wert. Die Anschauung ist nicht von der Hand zu weisen, daß der ganze Körperchemismus bis zu einem gewissen Grade vom Nervensystem als zentraler Stelle dirigiert wird. Wenigstens erscheint uns in diesem Lichte manches aus der Neuropathologie erklärlich. Eine Korrelation zwischen Gewebschemismus und Nervensystem nimmt man ja bis zu einem gewissen Grade schon lange an, wenn auch in unbestimmter und wenig konkreter Form. Es fehlte uns eben für die präzisere Vorstellung der Zusammenhang und eine wissenschaftliche Grundlage. Was eine Abhängigkeit des Chemismus von dem Nervensystem und im weiteren von der Psyche anbelangt, so sei noch an den Diabetes mellitus erinnert; weiterhin haben wir berühmte Beispiele in der Drüsenphysiologie (die Pawlowschen Befunde) usw. Weit mehr, als Korrelationen zwischen Nervensystem und Organchemismus anzuerkennen, macht es Schwierigkeiten, sie zu leugnen.

Wenn wir diesen Betrachtungen Rechnung tragen, so erscheint es uns nicht unwahrscheinlich, daß die Schilddrüse in erster Linie eine den Zwecken des Nervensystems dienende Drüse sei, und daß sie nur durch Vermittelung des Nervensystems auf den Chemismus einwirke. Damit würde die Wirkungsweise der Schilddrüse an Einheitlichkeit gewinnen. Sie erhielte den Impuls vom Nervensystem und gäbe ihn ihm in Gestalt einer Reizverstärkung zurück. Diese betrifft in erster

[1] Dieser Ausdruck ist, wie ich nachträglich gesehen habe, schon von Mikulicz (Verhandl. d. deutsch. Gesellsch. f. Chirurgie, Bd. 1, S. 21 [1895]) gebraucht worden. Ich bin unabhängig von ihm zu Auffassung und Bezeichnung gelangt. Mikulicz hat ihn übrigens nur in bezug auf die Basedowsche Krankheit gebraucht; ich fasse ihn weiter.

Linie das vegetative Nervensystem. — Das gleiche gilt von der Nebenniere.

Es ist bisher nur von der Schilddrüse als solcher die Rede gewesen. Nun liegen in ihrer unmittelbaren Nachbarschaft, ihr dicht angeschlossen, jene kleinsten, beim Menschen linsen- bis erbsengroßen Gebilde, vier an der Zahl, die wegen ihrer Lage, ihrer Struktur und der Vorstellung, die man sich eine Zeitlang von ihrer funktionellen Bedeutung machte, als Nebenschilddrüsen (Parathyreoideae) bezeichnete, die aber heutzutage, einem Vorschlage von Kohn zufolge, zweckmäßigerweise mehr unter dem nichts präjudizierenden Namen der Epithelkörperchen bekannt sind. Diesen Gebilden mißt man eine außerordentlich große Bedeutung in der Ökonomie des Organismus bei, und zwar wird ihnen eine besondere, von der der Schilddrüse verschiedene Rolle zuerkannt. Bisher sind wir aber leider nur imstande, sie dadurch vor Augen zu führen, daß wir die Erscheinungen studieren, welche bei ihrer Herausnahme aus dem Körper auftreten. Der gleiche Modus war seinerzeit auch für die Schilddrüse eingeschlagen worden, und hatte dort die wertvollsten Einblicke in die Arbeitsleistung des Organs gewährt. Doch sind wir dort über dieses Forschungsstadium schon weit hinaus. Wegen der unmittelbaren Nähe von Schilddrüse und Epithelkörperchen und den außerordentlich intimen anatomischen Beziehungen, welche beide zueinander haben — bei vielen Tieren pflegen ja zwei der letzteren im Innern des Schilddrüsenkörpers zu liegen — ist es lange Zeit schwierig gewesen, die Bedeutung beider und ihre respektiven Funktionen voneinander abzugrenzen. Trotz vieler älterer Arbeit ist das eigentlich erst im letzten Dezennium geglückt. Jedoch sind auch jetzt noch, ungeachtet des enormen Aufwandes an Mühe und Sorgfalt, die Grenzen nicht überall scharf gezogen.

Als die Chirurgen anfangs der achtziger Jahre des verflossenen Jahrhunderts die ersten Strumektomien ausführten, da beobachteten die einen, daß sich nach totaler Herausnahme der Schilddrüse im Laufe von Wochen bis Monaten schwere Störungen einstellten, die zu körperlichem und geistigem Zerfall führten (die Kachexia thyreopriva) während von anderer Seite von akuten heftigen Krampfanfällen (Tetanie) berichtet wurde, die bald nach der Operation auftraten und unter Umständen zu letalem Ausgang führten. Bald darauf machten die Tierexperimentatoren, die nach den Wahrnehmungen der Chirurgen diesem Gegenstand erneute Aufmerksamkeit schenkten, die Beobachtung, daß die verschiedenen Tiergattungen sich auf die Entfernung der Schilddrüse verschieden verhielten. Die einen erkrankten an den akuten Krampferscheinungen und verendeten nach wenigen Stunden oder

Tagen, die anderen zeigten keine Erscheinungen (auf die chronische Kachexie wurde zu wenig geachtet). Die Ursache dieser Diskrepanz lag in der Nichtbeachtung der Epithelkörperchen, deren physiologische Bedeutung erst im Laufe der Klärung dieser Frage von Gley erkannt, wenn auch nicht richtig eingeschätzt wurde. Auf die Historik soll hier nicht eingegangen werden; sie ist vielerorts eingehend gewürdigt worden.

Die heutige allgemeine, und man kann wohl sagen, die bestbegründete Auffassung geht dahin, daß die Epithelkörperchen diejenigen Funktionen ausüben, deren Ausfall Tetanie bewirkt, während die Schilddrüse jenen Funktionen, die das Bild der chronischen Kachexie ausmachen, entgegenwirkt. Diese Ansicht wurde zuerst von den beiden italienischen Forschern Vassale und Generali ausgesprochen, auf Grund deren Versuche an Hunden und Katzen; doch fand sie lange Zeit nicht allgemeine Anerkennung, weil in der Folge viele Versuche nicht eindeutig ausfielen. Erst die Experimente von Biedl, Pineles, Erdheim, Hagenbach, Pfeiffer und Meyer[1] verhalfen ihr zum Siege. In scharfsinniger Weise hat Pinneles[2] an Beispielen aus der menschlichen Pathologie dargetan, daß die Schlußfolgerungen, die man aus den Tierversuchen gezogen hatte, auch für den Menschen Geltung haben. Er zeigte, daß bei angeborener Thyreoaplasie, bei welcher niemals Tetanie oder irgendwelche spastische Erscheinungen beobachtet werden, die Epithelkörperchen normal entwickelt sind. (Vgl. auch Maresch[3], Peucker[4], Erdheim[5], Dieterle.[6]) Desgleichen hat Pineles an der Hand von Literaturangaben dargetan, daß dort, wo durch die Hand der Chirurgen (bei Strumaoperationen) die Epithelkörperchen mitentfernt werden, Tetanie entsteht, während sie ausbleibt, wenn jene verschont bleiben. Ein sehr schönes Beispiel gibt der Zungenkropf, welcher infolge seiner von den Epithelkörperchen entfernten Lage total exstirpiert werden kann, ohne daß die letzteren auch nur berührt werden. Die totale Exstirpation des Zungenkropfes ist in der Tat nie von Tetanie gefolgt gewesen, wohl aber von thyreopriver Kachexie. Auch die gesamte Literatur aus dem Gebiete der Kropfchirurgie weist, wie Pineles dargetan hat, darauf hin, daß Tetanie nur dort auftritt, wo die Epithel-

---

[1] Ich verzichte auf die Anführung der schon viel zitierten Arbeiten dieser Autoren.

[2] Pineles, Über Thyreoaplasie (kongenitales Myxödem) und infantiles Myxödem. Wiener klin. Wochenschr. 1902, Nr. 43.

[3] Maresch, Kongenitaler Defekt der Schilddrüse bei einem 11 jährigen Mädchen usw. Zeitschr. f. Heilkunde, Bd. 19 (1898).

[4] Peucker, Zeitschr. f. Heilkunde, Bd. 20 (1899).

[5] Erdheim, Beitrag zur Kenntnis der branchiogenen Organe. Wiener klin. Wochenschr. 1901, Nr. 41.

[6] Dieterle, Die Athyreosis unter besonderer Berücksichtigung der dabei auftretenden Skelettveränderungen usw. Virchows Archiv, Bd. 184, S. 56 (1906).

körperchen verletzt, nicht aber, wo sie intakt gelassen werden. Der Wert der neueren tierexperimentellen Versuche und der (oben erwähnten) Untersuchungen am Menschen (bei Thyreoaplasie) wird dadurch erhöht und ihre Präponderanz gegenüber früheren Beobachtungen dadurch gesichert, daß der Erfolg des Eingriffes beim Tier durch äußerst genaue mikroskopische, oft sogar lückenlose Untersuchungen des Operationsfeldes und seiner Umgebung durch Anlegen von Serienschnitten verifiziert wurde. Dadurch wurden auch scheinbare Mißerfolge richtig gedeutet, indem sich in diesen Fällen immer Epithelkörperchen nachweisen ließen, die dem Operateur entgangen waren. Das gilt für die Versuche sowohl an Hunden, Katzen, Ratten wie an Affen und Ziegen. Einzig das Kaninchen macht eine Ausnahme (Pineles, Wahlbaum), das sehr häufig nach Parathyreoidektomie tetaniefrei bleibt. Worauf dieses Sonderverhalten beruht, ist noch nicht bekannt. Spätere Untersuchungen müssen darüber entscheiden. Auf Grund dieses Verhaltens und des auch für andere Tierarten immer wiederkehrenden Befundes, daß totale Thyreo-Parathyreoidektomie entweder anstandslos ertragen oder zum mindesten nicht von Tetanie gefolgt wird, gibt es immer noch Stimmen, welche an der geschilderten Vorstellung Zweifel hegen und die Schilddrüse und Epithelkörper zu einem einzigen funktionellen Apparat zusammenreihen wollen. Angesichts der einstimmig lautenden Ergebnisse derjenigen Untersuchungen, welche durch die mikroskopische Prüfung kontrolliert wurden, und die wir somit als die zuverlässigsten ansehen müssen, hält es aber schwer, solchen Beobachtungen das von ihnen geforderte Gewicht beizulegen. Das gilt auch für die Feststellungen des Amerikaners Vincent[1]. Seine Angabe, daß Katzen und Hunde relativ häufig nach totaler Parathyreoidektomie tetaniefrei bleiben, muß um so eher den Verdacht auf eine unvollständige Entfernung der Epithelkörper erwecken, als gerade bei diesen Tiergattungen die vollständige Exstirpation der kleinen Gebilde nach den sorgfältigen Untersuchungen von Pineles, Hagenbach, Pfeiffer und Meyer regelmäßig von Tetanie gefolgt wird. Auch die von Vincent mit so viel Nachdruck ins Feld geführten histologischen Argumente, auf Grund deren er die prinzipielle Identität der anatomischen Struktur zwischen Schilddrüse und Epithelkörperchen darzutun sucht, können in bezug auf die Funktion nicht das beweisen, was Vincent von ihnen verlangt. Hier wie überall überwiegt der Wert der funktionellen Prüfung den der anatomischen Entscheidung. Das müßte auch dann noch aufrecht erhalten bleiben, wenn die Substanz, die man mitunter in den Bläschen der Epithelkörperchen findet und als „Kolloid“ angesprochen hat, tatsächlich mit

[1] S. Vincent, Innere Sekretion und Drüsen ohne Ausführungsgang. Ergebnisse der Physiologie, Bd. 11, S. 218 (1911).

dem Kolloid der Schilddrüse histologisch-färberisch gleiche Eigenschaften hätte. Daraus erfolgt ja noch keine chemische Identität.

Von Interesse ist, daß nach Erdheim (Tetania parathyreopriva, Wiener klin. Wochenschr. 1906) auch Epithelkörperchenentfernung trophisch-kachektische Störungen nach sich zieht, wie Ausfall und Brüchigwerden der Zähne, Haare und Nägel. Diese Erscheinungen waren bisher nur als Folge der reinen Thyreoidektomie bekannt. Sollte sich das in späteren Versuchen bestätigen, so wäre die Scheidung zwischen Funktion der Epithelkörperchen und Schilddrüse nicht so scharf.

Wie wir uns die Art der Funktion der Epithelkörperchen zu denken haben, darüber ist zurzeit schwer etwas zu äußern. Der histologischen Struktur nach handelt es sich um Drüsengewebe. Es wäre daher zu erwarten, daß sie ein Sekret liefere, ähnlich wie die Schilddrüse. Über die Natur desselben wissen wir aber nichts. Auch die Angriffspunkte eines möglichen Sekretes sind uns gänzlich unbekannt, wie überhaupt die ganze Wirkungssphäre der Organe. Man glaubt in neuerer Zeit (Leopold und v. Reuss[1]), daß sie zum Kalkstoffwechsel Beziehungen haben, indem in epithelkörperchenlosen Tieren geringere Kalkmengen zu finden sind als bei intakten und das Knochenwachstum zurückbleibt. Indessen könnte diese Wirkung auch eine indirekte sein, da ja auch bei Athyreoidie das Knochenwachstum zurückbleibt. Das würde zu dem soeben angeführten Befunde Erdheims stimmen, daß die Epithelkörperchen trophische Funktionen haben. Die anderen in der Literatur gelegentlich geäußerten Hypothesen über eine „entgiftende" Wirkung und dergleichen sind nur Vermutungen, denen irgendwelche solide Grundlage abgeht. Sicher steht nur, daß wir zurzeit über die Art der Funktion nichts Bestimmtes wissen.

Nicht unterlassen soll werden, zu erwähnen, daß die Zufuhr von Epithelkörperchengewebe, entgegen manchen Behauptungen, gegen die Tetanie nichts auszurichten vermag. Handelt es sich um einen chemisch wirkenden Stoff, wie bei der Schilddrüse, so wäre zu erwarten, daß, wie dort das Myxödem, hier die Tetanie günstig beeinflußt werde. Mit Sicherheit ist das aber noch nicht geschehen. Leider stellt sich der chemischen Untersuchung der Epithelkörper ihre Kleinheit als großes Hindernis entgegen, und diese ist es auch, welche es uns als ganz rätselhaft erscheinen läßt, wie die Epithelkörperchen ihre so wichtige Funktion ausüben; ja, wenn die Lehre nicht so gut gestützt wäre, wäre man versucht, an ihr zu zweifeln.

---

[1] Leopold und A. v. Reuß, Über die Beziehungen der Epithelkörperchen zum Kalkbestand des Organismus. Wiener klin. Wochenschr. 1908, Nr. 35.

II. Pathologischer Teil.

Es sollen nunmehr die Vorstellungen diskutiert werden, welche den Krankheitsbildern zugrunde liegen, die wir auf ein pathologisches Verhalten der Schilddrüse und der Epithelkörperchen zurückzuführen gewohnt sind. Die Ansichten sind in vielen Punkten noch wenig gefestigt.

Es steht fest, daß das Myxödem eine Folgeerscheinung des Schilddrüsenmangels bzw. eines beträchtlichen Schwundes derselben darstellt. Wir unterscheiden verschiedene Formen des Myxödems, die kausal voneinander nicht verschieden sind, sondern nur deshalb sich unter klinisch verschiedener Form präsentieren, weil sie in verschiedenen Lebensaltern auftreten: das Myxödem der Erwachsenen, das infantile, das angeborene (die Thyreoaplasie) und das an totale Kropfexstirpation sich anschließende (die thyreoprive Kachexie). Daß die Ursache des Leidens auf ein Fehlen bzw. eine Insuffizienz des Organs zurückgeführt werden muß, geht außer dem Ergebnis der Autopsie daraus hervor, daß der Zustand durch Schilddrüsenimplantation, oder durch Zufuhr von Schilddrüsengewebe oder -extrakt per os und schließlich, und nicht zum mindesten, auch von reinem Jodthyreoglobulin geheilt werden kann — solange eben die Zufuhr des Stoffes andauert. Das gilt wenigstens für das Myxödem des Erwachsenen, die infantile und postoperative Form. Weniger prägnant ist der Erfolg bei Thyreoaplasie. Doch läßt sich das aus der hohen Bedeutung der Schilddrüse für das Wachstum und die Entwickelung in der ersten Lebenszeit erklären, wo das Fehlen des Organs zu später irreparablen Defekten und Hemmungsbildungen Anlaß gibt. Die Ursache dafür dürfte im Ausfall der Beeinflussung anderer mit der Thyreoidea in Korrelation stehender drüsiger Organe zu suchen sein. Man ist versucht, an die Thymus zu denken, da sie nach neueren Versuchen auch innige Beziehungen zum Körperwachstum hat.

Die unmittelbare Ursache des myxödematösen Zustandes ist somit klar und bedarf keiner weiteren Diskussion. Weniger abgeklärt, oder wohl richtiger noch ganz unaufgeklärt ist die unmittelbare Ursache davon, d. h. die Ursache des Schwundes des Drüsengewebes bzw. der

Insuffizienz des Organs. Für die kongenitale Form nehmen wir eine Agenesis an, deren Ursache allerdings nicht mehr und nicht weniger bekannt ist, wie für jede embryonale Entwicklungshemmung. Für den im extrauterinen Leben auftretenden Rückgang der Drüse bis zu ihrem völligen oder beinah völligen Schwund fehlen uns noch Anhaltspunkte.

Ein näheres Studium verdienen die Einzelsymptome beim Myxödem. Viele lassen sich unmittelbar aus unserer Kenntnis der physiologischen Eigenschaften des Schilddrüsensekretes ableiten. Es fehlt an dem Stoff, den wir als Stimulans mannigfaltiger Funktionen kennen gelernt haben, und daraus resultiert eine allgemeine Retardation der Zellvitalität, eine Herabminderung des vegetativen und geistigen Lebens. Durch das Schilddrüsensekret wird alles wieder beschleunigt und der normalen Tätigkeit zugeführt. Besonderer Aufklärung bedürfen nur die myxödematösen Hautveränderungen, deren Entstehen uns noch nicht klar ist.

Eine interessante, dem Bilde der Thyreoaplasie, wie es scheint, inherente Erscheinung bieten die arteriosklerotischen Veränderungen an der Aorta und den großen Gefäßen dar. Wahrscheinlich handelt es sich auch hier um eine Folge einer Herabsetzung des Zellchemismus der Gefäßwand. Sie sind auch bei Tieren nach Schilddrüsenexstirpation beobachtet worden. In solchen Fällen haben Pick und Pineles[1] eine Vergrößerung der Nebennieren festgestellt. Ob sie jedoch etwas Konstantes darstellt und mit den Blutgefäßveränderungen im Zusammenhang steht, ist noch nicht ausgemacht. Wir wissen aber, daß chronische Zufuhr von Adrenalin im Tierversuch Arteriosklerose zu bewirken imstande ist.

Zu bemerken ist noch, daß das Myxödem auch vom physiologischen Standpunkt aus ein besonderes Interesse darbietet, insofern als es das reinste Bild des Schilddrüsenmangels darstellt. Da durchgehend Tetanie oder auch nur spastische Erscheinungen und Paresen irgendwelcher Art fehlen und Epithelkörperchen — wenigstens in den spärlichen bisher untersuchten Fällen — zugegen sind, so stimmt dies, wie ja schon weiter oben ausgeführt, mit der allgemein verbreiteten Auffassung, daß die Tetanie nicht von dem Fehlen der Schilddrüse herrührt.

Das klinische Bild des Myxödems tritt in verschiedener Abstufung zutage, was gemäß der oben entwickelten Anschauung, mit einer verschieden starken Insuffizienz der Thyreoidea in Zusammenhang stehen dürfte. Man findet die hochgradigsten Veränderungen und dann wieder Zustände, wo nur ein oder wenige Symptome zum Ausdruck kommen, und dazwischen alle Übergänge. Auf das klinische Bild des ausgesproche-

[1] E. P. Pick und F. Pineles, Über die Beziehungen der Schilddrüse zum Gefäßsystem. Verhandl. des 25. Kongr. f. innere Med., S. 360 (1908).

nen und schweren Myxödems soll nicht eingegangen werden. Es ist zur Genüge bekannt. Die milden Formen, bei denen nur einzelne Symptome, und dann auch nur schwach, sich bemerkbar machen, bezeichnet man sehr zweckmäßig als Hypothyreoidismus, und da sich viele solche Fälle durch Schilddrüsenmedikation leicht und rasch günstig beeinflussen lassen, als benignen Hypothyreoidismus. Dieser ist eine viel häufigere Erkrankung, als man allgemein annimmt, und bietet für den Arzt ein dankbares Wirkungsfeld. Namentlich in der Kinderpraxis begegnet man ihm häufig. Wir werden sehen, daß Hypothyreoidismus sich nicht nur bei Verkleinerung der Schilddrüse findet, sondern, daß er sich auch mit krankhafter Vergrößerung derselben, mit strumöser Degeneration, vergesellschaften kann.

Dem gutartigen Hypothyreoidismus ist, wie erwähnt, eine prompte Reaktionsfähigkeit auf Thyreoidalbehandlung eigen. Aus jeder günstigen Beeinflussung des Allgemeinzustandes durch Schilddrüsenpräparate darf man aber nicht ohne weiteres auf eine Erkrankung im Sinne einer Hypothyreose schließen. Dieser Schluß ist zwar vielfach gemacht worden. So führen u. a. zwei französische Ärzte, Lévi und Rotschild, als Zeichen leichter Schilddrüseninsuffizienz eine ganze Reihe von Symptomen an: Anämie, Anorexie, Migräne, Rheumatismus, Neigung zu Erkältungen, vorübergehende Ödeme, manche Formen von Asthma, allgemeine Schwächlichkeit, leichte Ermüdung, adenoide Wucherungen. Incontinentia urinae, allerlei Hautausschläge usw. usw., weil man in Fällen, wo diese Symptome in verschiedener Kombination vorkommen, durch Schilddrüsenmedikation eine Besserung herbeiführen könne. Abgesehen aber davon, daß in solchen Zuständen eine Besserung nach Schilddrüsenzufuhr durchaus nicht die Regel ist, so spricht sie nicht ohne weiteres für einen kausalen Zusammenhang der Schilddrüse mit diesen Erscheinungen. Wir wissen, daß das Schilddrüsensekret den Stoffwechsel steigert, d. h. die Zellprozesse fördert. Das kann genügen, um eine Besserung des Allgemeinzustandes herbeizuführen. So verstehen sich auch die namentlich im Beginne der Ära der Schilddrüsentherapie oft gepriesenen gelegentlichen Erfolge bei allen erdenklichen Erkrankungen.

Ich darf vielleicht auf das angeborene Myxödem, die kongenitale Athyreosis oder Thyreoaplasie, kurz zurückkommen, weil dieser Erkrankungsform gegenüber den anderen Myxödemarten noch eine besondere allgemein-biologische Bedeutung zukommt.

Bezeichnend ist, daß die Kinder vollkommen normal zur Welt kommen und sich in den ersten Wochen oder Monaten klinisch normal entwickeln. Nur radiologisch lassen sich Veränderungen in den langen Röhrenknochen nachweisen. Nach wenigen Monaten stellen sich rapid schwere Störungen ein, das Wachstum bleibt erheblich zurück und es tritt ein allgemeiner Zerfall, ein Zurückbleiben und eine dem „senilen Marasmus ähnliche“ Kachexie auf, die dem Leben dann bald ein Ende macht. Die Kinder werden in der Regel nur wenige Jahre alt.[1] Dieser Zustand erinnert in gewisser Hinsicht an die Störungen, die man bei der Wegnahme der Thymus (bei Tieren) im frühesten Leben beobachtet. Auch dort fällt der Stillstand des Wachstums und die schließliche Kachexie, die alsbald zum Tode führt, auf. Freilich zeigt das klinische Bild namhafte Unterschiede, wie das nicht anders zu erwarten ist. Außerordentlich bemerkenswert und wichtig für die Beurteilung der Schilddrüsenfunktion ist, daß die Thyreoaplasie auf Thyreoidalmedikation nicht reagiert, trotzdem, wie die Sektion ergibt, es sich ursprünglich um nichts anderes als Schilddrüsenmangel handelt. Das läßt sich kaum anders deuten, als durch den frühzeitigen Ausfall von Wirkungen auf andere Organe, welche schon nach wenigen Monaten nicht mehr eingeholt werden können. Bei der Ähnlichkeit mit dem Bilde nach Thymektomie denkt man unwillkürlich an den Wegfall von Funktionen dieses Organs, wobei freilich nicht ausgeschlossen ist, daß nicht auch von anderer Seite eine Mitbeteiligung besteht.

Die bisher behandelten Erkrankungsformen werden mit einer Beeinträchtigung der Funktion der Schilddrüse als solcher in Zusammenhang gebracht. Was den Ausfall der Epithelkörperchenfunktion allein anbelangt, so haben wir schon gesehen, daß er sich in Gestalt der para-thyreopriven Tetanie präsentiert. Die Ähnlichkeit des Krankheitsbildes derselben mit den übrigen Formen der Tetanie, im Kindesalter, bei Magenkranken, Schwangeren usw., hat den Gedanken aufkommen lassen, ob nicht auch diese auf einen Ausfall dieser Gebilde zu beziehen seien. Durch die Untersuchungen von Pineles ist es möglich gemacht, daß wenigstens die Graviditätstetanie auf diese Weise zu erklären ist, denn sie ließ sich experimentell bei Tieren erzeugen. Beraubt man Tieren mehrerer Epithelkörperchen, so bleiben sie frei von irgendwelchen Erscheinungen. Sobald sie aber gravid werden, so kann sich Tetanie einstellen, die, nachdem die Jungen geworfen sind, wieder vollständig verschwindet. Über ganz ähnliches berichtet Halsted.[2] Man kann sich das so erklären, daß die restierenden Körperchen noch für den Bedarf des Mutterleibes allein genügen, nicht aber für die erhöhten Ansprüche während der Schwangerschaft. Auch die übrigen Formen der Tetanie

---

[1] Einige wenige haben bis ins 4. Dezennium gelebt; doch ist es nicht entschieden, ob es sich dort um kongenitale Athyreosis oder nicht aber um infantiles Myxödem gehandelt hat. Fälle von Thyreoaplasie wurden beschrieben durch Maresch, Peucker, Erdheim, Pineles, Dieterle. Siehe die Anmerkungen auf S. 31.

[2] S. Eiselsberg, Die Krankheiten der Schilddrüse, 1901, S. 28.

will man entweder auf eine vermehrte Inanspruchnahme der Epithelkörperchen oder eine verminderte Leistungsfähigkeit derselben zurückführen. Soweit aber die histologische Untersuchung Auskunft zu geben vermag, ist weder bei der Tetanie der Kinder noch der Magenkranken usw. etwas Abnormes zu finden. Die mitunter beobachteten Blutungen in den Epithelkörperchen bei der Kindertetanie haben sich nicht nur nicht als konstant erwiesen, sondern fehlen weit häufiger als daß sie gefunden werden. Außerdem dürften sie weit eher eine Folge der Muskelkontraktionen als deren Ursache sein.

Was die Annahme von Beziehungen der Epithelkörperchen zu weiteren Erkrankungen, wie Osteomalazie, Rachitis, Myasthenie, Myotonie, Paralysis agitans, progressive Muskelatrophie usw. anbelangt, so ist zu erwähnen, daß sie schon deshalb nicht wahrscheinlich sind, weil anatomische Veränderungen der Epithelkörperchen bei diesen Affektionen durchaus nichts Konstantes darstellen, sondern nur gelegentliche Befunde sind. Insbesondere kommen Vergrößerungen der Epithelkörperchen, wie sie in vereinzelten Fällen bei diesen Zuständen beschrieben werden, auch sonst ohne nachweisbare pathologische Veränderungen vor.

Während nun in den beschriebenen Zuständen es sich um einen Ausfall oder eine Herabminderung der Schilddrüsenfunktion handelt, kennen wir andererseits Zustände, wo die pathologische Veränderung sich nach der Richtung eines Zuviels, eines übermäßigen Funktionierens bewegt. Hyperthyreoidismus verbindet sich, soviel wir bisher wissen, immer mit einer Vergrößerung der Schilddrüse. Doch geht nicht jede strumöse Anschwellung mit Hyperthyreoidismus einher. Ich komme später hierauf zurück. Die Frage, ob die Symptome des Hyperthyreoidismus sich auch ohne anatomische Vergrößerung der Schilddrüse finden können, die Krehl[1] in jüngerer Zeit aufwirft, hat ihre Berechtigung. Die Möglichkeit ist durchaus nicht ausgeschlossen, daß eine rein funktionelle Mehrtätigkeit bestehen könne, unter der Wirkung irgendeines noch unbekannten Reizes, wie ja auch andere Drüsen in übermäßige Tätigkeit, z. B. vom Nervensystem aus, versetzt werden können. Doch fehlen uns bisher sichere Anhaltspunkte für eine solche Annahme, und die bisherigen Feststellungen scheinen weit mehr darzutun, daß da, wo die Schilddrüse tatsächlich mehr leistet, sie auch an Volumen zunimmt. Das typischste Beispiel ist die Hypertrophie des restierenden Teiles der Drüse, wenn man die andere Hälfte exstirpiert. Eine funktionelle Hyperthyreose ließe sich nur durch den direkten Nachweis des Schilddrüsensekretes in der Zirkulation, bzw. die Zunahme der normal zufließenden Menge beweisen. Das ist aber noch nicht mit Sicherheit geschehen.

[1] L. Krehl, Rat zur Vorsicht bei Gebrauch von Jod. Münch. med. Wochenschr. 1910, Nr. 47, S. 2449.

Die Annahme einer Superfunktion der Schilddrüse ohne anatomische Vergrößerung ist zurzeit ein rein hypothetisches Unterfangen.

Hyperthyreoidismus, d. h. die klinischen Symptome, die wir auf eine Mehrleistung zurückzuführen uns für berechtigt halten, findet man vorübergehend unter physiologischen Umständen, z. B. in der Pubertät oder während der Schwangerschaft. Die Erscheinungen sind in der Regel nicht sehr ausgesprochen und vergehen meist von selbst, ohne unser Zutun. Daß wir sie als physiologische bezeichnen, d. h. als etwas, das bei sonst Gesunden vorkomme, scheint mir noch der Überlegung wert. Es ist viel wahrscheinlicher, daß hier bereits etwas Pathologisches (in dem gleich zu diskutierenden Sinne) wie beim krankhaften Hyperthyreoidismus vorliegt, nur in weit milderer Form.

Ausgesprochener und hochgradiger Hyperthyreoidismus findet sich nur nach Gebrauch von Schilddrüsenpräparaten oder von Jod. Ich will näher auf letzteres eingehen, da die Gefahr, durch Jod nach dieser Richtung zu schaden, weit größer ist als durch zu viel oder schlecht angebrachte Schilddrüsenmedikation, weil die Kenntnis der üblen Folgen der letzteren in die allgemeinen Ärztekreise heutzutage eingedrungen ist und Schilddrüse wohl stets nur mit großer Vorsicht therapeutisch verwendet wird.

Der Hyperthyreoidismus durch Jodgebrauch, oder wie ich ihn kurzweg nennen will, der Jodhyperthyreoidismus, ist unter den Ärzten im allgemeinen noch wenig bekannt und mußte auch in den letzten Jahren eigentlich erst wieder entdeckt werden, obschon ihn Ärzte französischer Zunge schon vor mehr als 60 Jahren in allen Détails geschildert haben. Rilliet, der ausgezeichnete Genfer Arzt, legte in einem im Jahre 1858 der Pariser Akademie vorgelegten und später, wegen der Diskussion, die er im Schoße der Gesellschaft unter hochangesehenen Vertretern der medizinischen Wissenschaft hervorrief, zu Berühmtheit gelangten Mémoire[1] das ganze Syndrom dar und zeigte, daß oft geringste Dosen Jod ein schweres, viele Monate andauerndes Krankheitsbild hervorzurufen imstande ist. Schon vorher hatte Coindet, gleichfalls ein Genfer Arzt, der das Jod als Kropfmittel in die Therapie eingeführt hat, ähnliche Beobachtungen gemacht und die schlimmen Erfahrungen, die mitunter damit gemacht wurden, hatten ihm die Feindschaft seiner zuerst wegen der Vortrefflichkeit des Mittels zu hoher Begeisterung hingerissenen Mitbürger zugezogen. In den 90er Jahren haben viele Ärzte aus der welschen Schweiz ähnliche Beobachtungen geschildert. In anderen Ländern war nach dieser Richtung weniger beobachtet worden. Erst

[1] T. Rilliet, Mémoire sur le iodisme constitutionnel. Paris, Victor Masson 1860. Siehe auch Gazette hebdomadaire, Bd. 5, S. 714 (1858) und Bd. 7, S. 139 (1860).

in den letzten Jahren haben deutsche und englische Ärzte sich in gleichem Sinne geäußert (Krehl[1], Davies[2] und viele andere, siehe auch Kocher[3]).

Ich selbst habe Gelegenheit gehabt, mehrere Fälle von hochgradigem Jodhyperthyreoidismus zu beobachten und zu verfolgen. Ich will auf das Krankheitsbild etwas näher eingehen. Es tritt ein ganz charakteristisches, von allen Autoren ziemlich gleich geschildertes Syndrom auf. In seiner mildesten Form ist es durch Herzklopfen, Tachykardie und Aufgeregtheit gekennzeichnet, in seiner stärksten sind diese Symptome sehr stark ausgeprägt, die Tachykardie nimmt bei geringsten körperlichen Anstrengungen, z. B. Aufstehen, oder auch nach dem Essen stark zu, außerdem finden sich Aufregungszustände, Schwindel, allgemeine nervöse Erregtheit, Tremor der Finger, Insomnie, Bulimie, starke Abmagerung, Diarrhöen oder Obstipation und auf der Höhe der Erkrankung Akkommodationsbeschwerden. Zwischen beiden extremen Enden finden sich alle Zwischenstufen. Zu notieren ist, daß die Abmagerung außerordentlich groß sein kann. Sie kann 10 und 15 kg und darüber in kurzer Zeit betragen. In einem meiner Fälle betrug sie 18 kg in 14 Tagen. Durch Ruhe, Aufenthalt im Freien und besonders in der frischen Luft und im Gebirge geht der Zustand nach Wochen bis Monaten unter allmählichem Abnehmen und Schwinden der Symptome vollständig zurück. Todesfälle sind nur vereinzelt und in Fällen von schwachem Herzen beobachtet worden. Die Dosen Jod, die zur Auslösung des Zustandes erforderlich sind, sind sehr gering. In einem meiner Fälle genügten 15 Dosen zu 0,1 g Jodkalium in 15 Tagen genommen, also insgesamt 1,5 g Jodkalium, um eine hochgradige, 7 Monate andauernde Erkrankung auszulösen. Andere Male sind größere Dosen notwendig. Doch sind oft gerade kleinste Dosen schädlich oder, was vielleicht wohl richtiger ist, wenn jemand empfindlich ist, reagiert er schon auf kleinste Dosen. Auch die Dauer variiert, indem sie nach Aufhören des Jodgebrauches aufhört, oder ihn um viele Monate überdauert. Je schwerer die Erkrankung, um so länger dauert sie im allgemeinen an.

In allen diesen Fällen beobachtet man auf den Jodgebrauch hin Abnahme der vorher bestandenen Struma. Nur in Ausnahmefällen soll keine äußerlich sichtbare Abnahme beobachtet worden sein. Andere ebenso seltene Male hat das Jod zuerst eine Schwellung der Schilddrüse hervorgerufen. Letzteres mag auf einem lokalen Reiz beruhen, wie ja auch andere, das Jod an sich reißende und ausscheidende Drüsen (Speicheldrüsen) mitunter bei Jodgebrauch anschwellen. Die Wirkung des Jods

[1] Siehe S. 38.
[2] Davies, Zentralbl. f. innere Med. 1910, S. 522.
[3] Th. Kocher, Über Jodbasedow, Arch. f. klin. Chirurgie, Bd. 92, S. 1166 (1910).

ist so zu denken, daß es auf die Schilddrüse als resorptionsförderndes Mittel wirkt und die Ausscheidung ihres Sekretes in die Blutbahn fördert. Das läßt sich auch anatomisch-histologisch feststellen, indem solche Drüsen ein meist flüssigeres Kolloid in ihren Acinis beherbergen als andere. In zweiter Linie kommt dann in Betracht, daß das Jodthyreoglobulin gemäß meiner Auseinandersetzungen im physiologischen Teil sich mit Jod anreichert und an Wirksamkeit gewinnt. Dieses Moment spielt jedoch keine so große Rolle, wie man schon angenommen hat, da man ausgesprochenen und sogar schweren Hyperthyreoidismus auch nach sonstigem Schwund der Schilddrüse, z. B. infolge von Röntgenbestrahlung findet, ohne daß Jod zugeführt worden wäre.[1] Endlich wird durch Jodzufuhr auch die Sekretbildung angeregt, wie das Wiener[2] auf gewichtsanalytischem Wege nachgewiesen hat. Die Menge des in den Acinis abgelagerten Jodthyreoglobulins nimmt zu.

Die Mehrausscheidung von Jodthyreoglobulin in die Blutbahn und das Liefern eines physiologisch wirksameren Sekretes ist aber an und für sich kein Grund zum Ausbruch eines Hyperthyreoidismus. Man kann den gesunden Organismus mit Schilddrüsensubstanz in hohem Grade überschwemmen und doch bildet sich kein krankhafter Zustand heraus. Es liegen viele Beispiele in der Literatur vor, und solche Fälle sind überhaupt jedem Arzt aus eigener Erfahrung bekannt, der die Schilddrüsenmedikation verwendet. Einige der prägnantesten mögen angeführt werden.

Buschan[3] hat wochenlang Schilddrüsentabletten, ansteigend bis zu 20 Stück am Tage (zu je 0,3 g), entsprechend ca. 25 g frischer Schilddrüse, eingenommen und, abgesehen von allgemeiner Mattigkeit, leichten ziehenden Schmerzen und einem Körpergewichtsverlust von 6—10 Pfund, nichts weiter davon verspürt. Auch Wendelstadt[4] hat längere Zeit hindurch täglich bis zu 12 und einmal sogar 18 englische Pastillen à 0,3 g eingenommen, ohne anderen Schaden zu erleiden, als 8 kg abzunehmen. Daß dies sehr hohe Dosen sind, wird wohl niemand in Abrede stellen. Auch von Patienten — die sich allerdings mit niedrigeren Dosen begnügen mußten — berichtet Buschan ähnliches. Desgleichen gibt Lanz[5] an, daß er und zwei seiner Freunde 20—30 g frischer Hammelschilddrüse anstandslos vertragen hätten. Ich selbst habe aus Gründen, die hier

[1] Gilmer, Verhandl. d. 23. Kongr. f. innere Med. S. 649 (1906). — Decastello, Verhandl. d. deutsch. Röntgengesellsch., Bd. 3 (1907).

[2] H. Wiener, Über den Thyreoglobulingehalt der Schilddrüse nach experimentellen Eingriffen. Arch. f. experim. Pathol. u. Pharmakol., Bd. 61, S. 297 (1909).

[3] Buschan, Deutsche med. Wochenschr. 1895, Nr. 44. — Derselbe, Organtherapie. Enzyklopäd. Jahrb. d. ges. Heilk., N. F., Bd. 9 (1912).

[4] Wendelstadt, Deutsche med. Wochenschr. 1894, Nr. 50.

[5] Lanz, Deutsche med. Wochenschr. 1895, Nr. 37.

nicht berührt werden sollen, und die später Erwähnung finden werden, gesunden jungen Leuten monatelang Schilddrüsensekret — alle zwei Tage 0,1 g trockenes Jodthyreoglobulin vom Schaf — verabreicht, ohne die geringsten Anzeichen von Basedowsymptomen zu beobachten. Auch Kinder — deren Stoffwechsel z. B. auf Schilddrüsensubstanz sehr stark reagiert — vertragen exzessive Zufuhr von Schilddrüsenpräparaten, ohne krankhafte Symptome zu zeigen. Bekannte Beispiele sind die Kinder Gregors, von denen das eine 288 g frischer Schilddrüse in 36 Tagen (täglich durchschnittlich 8 g), ein anderes — allerdings myxödematöses — 545 g in 14 Tagen (täglich 38 g) und ein drittes auf einmal 82 g zu sich nahm, ohne irgendwelche krankhaften Zeichen zu zeigen! Desgleichen berichtet Becker[1] von einem Kinde, das auf einmal 90 Tabletten zu je 0,3 g, entsprechend also ca. 120 g frischer Drüse, verzehrt hat, ohne irgendwelche schädliche Wirkung, auch keine Gewichtsabnahme davon zu verspüren.

Mit diesen Beobachtungen am Menschen stehen die Resultate des Tierversuches im Einklang, wie wir noch näher bei der Besprechung des Basedow sehen werden. Insbesondere betonen in neuerer Zeit amerikanische Autoren (Cunningham[2], Stoland[3], Carlson, Rooks und Mc Kie[4] und Marine[5]) das Fehlen von Pulsbeschleunigung und anderen thyreotoxischen Symptomen nach andauernder Schilddrüsenfütterung.

Die Zufuhr von Schilddrüsensubstanz löst also bei sonst gesunden Menschen und Tieren keine thyreotoxischen Symptome aus. Damit in Übereinstimmung steht der Umstand, daß eine Struma auch rasch schwinden kann, ohne daß sich irgendwelcher störender Einfluß auf den Organismus zeigt. Das haben auch schon die ersten Beobachter des Jodhyperthyreoidismus gewußt. Rilliet glaubte daher eine besondere „konstitutionelle" Disposition annehmen zu müssen und sprach von „konstitutionellem Jodismus". Daß er damit keinen klaren Begriff verbinden konnte, liegt auf der Hand, wie ja die Bezeichnung von Konstitution immer dazu da ist, um einen dunklen Begriff zu ersetzen. Die Disposition zur Erkrankung an Hyperthyreoidismus liegt meiner Ansicht nach in einer — sagen wir ganz allgemein — Schädigung des Nervensystems. In allen meinen Fällen handelte es sich um Individuen, die vorübergehend oder dauernd, sei es durch geistige Überbürdung oder von Jugend her, ein affiziertes Nervensystem hatten, und dasselbe läßt

[1] Becker, Beitrag zur Thyreoidinwirkung. Deutsche med. Wochenschr. 1895, Nr. 37.

[2] Cunningham, Journ. exper. med. 1898, S. 147.

[3] Stoland, Americ. Journ. Physiolog. 1912, S. 37.

[4] Carlson, Rooks und Mc Kie, Americ. Journ. Physiolog. 1912, S. 129.

[5] D. Marine, The anatomic and physiologic effects of iodin on the thyroid gland of exophthalmic goiter. Journ. of the Americ. Med. Association 1912, S. 325.

sich auch aus den meisten Fällen aus der Literatur entnehmen. Auch Heredität, speziell Konsanguinität dürfte eine Rolle spielen.

Die klinischen Symptome des Hyperthyreoidismus leiten sich ohne Schwierigkeit von den Eigenschaften des Jodthyreoglobulins ab. Ich brauche nicht näher darauf einzugehen und verweise auf das im physiologischen Teil Gesagte hin. Zusammenfassend mag bloß in Erinnerung gebracht werden, daß das Schilddrüsensekret weite Bezirke des Nervensystems anspruchsfähiger macht und den Stoffumsatz steigert.

Hyperthyreoidismus ist nicht so selten, wie man etwa glauben möchte. Speziell ist er häufiger in Kropfgegenden als dort, wo Kropf nicht endemisch vorkommt. Das rührt nicht etwa daher, daß dort mehr Jod gebraucht würde, im Gegenteil wird in kropffreien Ländern mit Jod weit verschwenderischer umgegangen, als innerhalb von Kropfendemien. Hier weiß jeder Arzt, daß Jod schon in geringer Menge von vielen Menschen nicht ertragen wird und daß Herzklopfen, Nervosität und Abmagerung oft die Folge einer relativ geringen Jodmedikation sind. Ja es genügt oft eine Bepinselung der Haut oder der Gingiva mit Jodtinktur um Herzklopfen auszulösen. Hochgradige Fälle sind aber immerhin relativ selten.

Interessant sind die Beobachtungen Holmgrens[1], wonach unter der Bevölkerung Schwedens Individuen, die im ersten oder zweiten Dezennium ihres Lebens Zeichen von Hyperthyreoidismus aufwiesen (Struma, Herzklopfen, Tremor), eine durchschnittlich größere Körperlänge besitzen, als gesund gewesene. Da Fehlen der Schilddrüse ein Zurückbleiben des Körperwachstums zur Folge hat und das Schilddrüsensekret das Wachstum wieder in Gang setzt, also wachstumsfördernde Eigenschaft hat, so glaubt er die größere Körperlänge jener Individuen auf eine Mehrproduktion von Schilddrüsensekret, also auf Hyperthyreoidismus zurückführen zu dürfen. Ich frage mich aber, ob die Sachlage nicht etwa umgekehrt liegt, nämlich daß die betreffenden Menschen wegen ihres starken Körperwachstums in jüngeren Jahren schwächlich wurden und deshalb Herzklopfen und Tremor usw. bekamen. Ich will erwähnen, daß gesunde Jünglinge und Mädchen in der zweiten Hälfte des zweiten Dezenniums, denen ich Jodthyreoglobulin wochenlang verabreicht habe, keine besondere Zunahme des Körperwachstums gezeigt haben, darunter waren auch solche, die einen relativ kleinen Körperwuchs hatten (ohne pathologische Symptome), denen besonders daran gelegen wäre, „größer" zu werden. Man darf nicht etwa einwenden, daß das Jodthyreoglobulin nicht die geeignete Substanz

[1] J. Holmgren, Über den Einfluß der Basedowschen Krankheit und verwandte Zustände auf das Längenwachstum usw. Inaug.-Dissert. Stockholm 1909.

zur Wachstumsförderung gewesen wäre, da wir bei der Besprechung des Myxödems gesehen haben, daß es dort das Wachstum mächtig steigert. Die Dosis des Jodthyreoglobulins war hier wie dort die gleiche.

Nach Jodgebrauch, sogar in geringen Dosen, hat man oftmals typischen Basedow ausbrechen sehen. Kocher[1] spricht geradezu von Jodbasedow. Damit komme ich auf den Morbus Basedow und seine in neuerer Zeit vielfach erörterte Stellung zum Hyperthyreoidismus zu sprechen.

Bekanntlich hat der Gegensatz im klinischen Bilde zwischen Myxödem und Basedowscher Krankheit Möbius veranlaßt, die Theorie aufzustellen, daß eine vermehrte Schilddrüsentätigkeit die Ursache der letzteren sei. Was bei Myxödem zu wenig, sei hier zu viel. Die Schilddrüse liefere zuviel Sekret. Der Gegensatz ist tatsächlich ausgesprochen. Nicht nur die kennzeichnendsten Merkmale — Tachykardie, Zittern, Aufgeregtheit, Abmagerung, Schweißausbrüche, Hitzegefühl, gesteigerte Verbrennungen, vermehrte alimentäre Glukosurie usw. einerseits, Bradykardie, Apathie, Trockenheit der Haut, Aufgedunsensein der Haut, Kältegefühl, Herabsetzung der Verbrennungsvorgänge, verminderte alimentäre Glukosurie usw. andererseits — stehen sich scharf gegenüber, sondern bis ins feinste Detail hinein läßt sich eine Gegensätzlichkeit verfolgen. Da nun beim Myxödem feststehendermaßen ein Fehlen der Schilddrüse die Ursache des Leidens ist, so lag es nahe, bei den klinischen Antipoden auch einen Gegensatz in der Ursache anzunehmen, eine Superfunktion. Wenn nun aber im allgemeinen in naturwissenschaftlichen Dingen mit Recht aus dem Gegensatz der Effekte auf einen Gegensatz der Ursache geschlossen werden darf und somit der Schluß Möbius' gerechtfertigt erscheint, so ist es doch in einem so komplizierten Gefüge, wie der menschliche Organismus eines ist, wo so zahlreiche Faktoren ineinandergreifen, sich gegenseitig auslösen und vertreten können, nicht ohne weiteres der Fall und ganz besonders dürfte bei krankhaften Prozessen Vorsicht am Platze sein. In der Tat ist die Möbiussche Auffassung, welche heutzutage viele Vertreter hat, streng genommen nicht erwiesen. Es ist nicht dargetan, daß die Schilddrüse das primum movens im Basedowsyndrom darstellt, noch daß sie bei demselben alles ausmacht, d. h. eine ausreichende Erklärung für alle Störungen abgibt, wie es die thyreogene Theorie konsequenterweise fordern muß.

Fassen wir zunächst das rein Klinische ins Auge, so darf nicht vergessen werden, daß die Struma nicht das chronologisch erste Symptom ist, bzw. zu sein braucht, sondern ihr sehr häufig die Herzstörungen (Tachy-

[1] Th. Kocher, siehe weiter oben.

kardie und Herzklopfen), oft auch andere Symptome (Nervosität, Abmagerung, Tremor, Schwitzen usw.) vorausgehen. Dies ist nicht nur anamnestisch festgestellt, wogegen sich einwenden ließe, daß die Struma von den Patienten übersehen worden sei, die Störungen seitens des Herzens, das Zittern, die Aufgeregtheit usw. dagegen sich ihrem subjektiven Empfinden bemerkbar gemacht hätten, sondern klinisch dargetan. Oder aber es können Basedowsymptome stark ausgeprägt sein zu einer Zeit, da die Struma nur schwach entwickelt ist. In dieser Hinsicht besteht also keine Kongruenz zwischen Struma und den übrigen Komponenten des Syndroms. Bekannt ist auch, daß mitunter auf der Höhe der Krankheit bei starker Ausprägung der übrigen Symptome die Struma nur klein bleibt, und in nicht ganz seltenen Fällen hat sich bekanntlich überhaupt keine Struma klinisch nachweisen lassen, auch bei ganz ausgesprochenem Leiden nicht. Freilich dieser letztere Umstand hat erheblich an Wert eingebüßt, seitdem man sich bei Sektionen oder Operationen überzeugt hat, daß die Schilddrüse durch Wucherung in die Tiefe erheblich vergrößert sein kann, ohne daß sich die Volumenzunahme durch äußere Inspektion und Palpation hätte nachweisen lassen. In neuerer Zeit betont Kocher[1] mit Nachdruck, daß eine Vergrößerung der Schilddrüse bei Basedow stets zu finden sei, und daß in Fällen, bei welchen man trotz genauer Untersuchung keine nennenswerte Schwellung finden konnte, bei der Operation regelmäßig „doch eine ganz erhebliche, oft tiefreichende Vergrößerung des Organs“ festgestellt werden konnte. Diese Tatsache ist selbstverständlich von Bedeutung. Ob nun aber in allen Fällen ein Kropf im funktionellen Sinne und auch schon zur Zeit der ersten Herzsymptome besteht, wird erst die Zukunft lehren müssen. Es muß noch einwandfrei festgestellt werden, ob mit den ersten Symptomen schon Struma besteht. In Kropfgebieten, wie das hierzulande der Fall ist, wo alle Menschen, auch die von eigentlichem Kropf verschonten, eine im Vergleich zu kropffreien Gegenden zu große Schilddrüse haben[2], läßt sich diese Frage nicht entscheiden. Allerdings selbst wenn eine Struma anatomisch auch nicht nachweisbar ist, so wird der Einwand immer noch möglich sein, daß funktionell doch eine solche, d. h. Hyperthyreose, bestehe, und hier steht ja eben das funktionelle, also die Überschwemmung des Organismus mit Schilddrüsensekret im Vordergrund. Ich habe schon vorhin bei der Besprechung des Hyperthyreoidismus auf den Wert dieses Einwandes aufmerksam gemacht. Er bleibt eine zunächst schwer zu beweisende Voraussetzung. Für das Vorhandensein einer funktionellen Struma wäre vor der Hand nur die starke, auskultatorisch wahrnehmbare Vaskularisation der Schilddrüse,

[1] Th. Kocher, siehe weiter oben.

[2] Vgl. weiter unten im Abschnitt über Struma.

die Erweiterung der Gefäße, geltend zu machen, die bei Basedow selten zu fehlen scheint. Dieser legt man Bedeutung für die Ausschwemmung des Sekretes (Hyperthyreose) zu.

Den in den erwähnten Tatsachen gelegenen Einwänden, welche zu beseitigen nur Sache verbesserter Untersuchungstechnik sein dürfte, ist bekanntlich Möbius dadurch ausgewichen, daß er zu der Hilfshypothese Zuflucht nahm, daß die Schilddrüse nicht nur zu viel sezerniere, sondern auch ein schlechtes, fehlerhaftes, qualitativ verändertes Sekret liefere, oder, wie er sich in seiner 1896 erschienenen Monographie ausdrückt, daß eine überhaupt noch unbekannte, krankhafte Veränderung („Basedowveränderung") in der Schilddrüse bestehe, die etwas ganz Spezifisches, für den Basedowkropf allein Charakteristisches darstellen soll, derzufolge ein qualitativ verändertes deletäres Sekret geliefert werde. Gegen das Vorhandensein eines solchen „Dysthyreoidismus" sprechen aber die Ergebnisse einer ganzen Reihe von Beobachtungen. Würde die Basedowschilddrüse ein defektes, deletäres Sekret abscheiden, so müßte man erwarten, daß die Einverleibung einer solchen, einem Kranken entnommenen und das in der Literatur so vielbesprochene „Basedowgift" in sich bergenden Drüse bei einem anderen Menschen Basedowerscheinungen hervorriefe. Das ist jedoch, wie Versuche ergeben haben, nicht der Fall. So hat Hoennicke[1] Fälle von Hypothyreose mit Basedowschilddrüsen — er spricht von „Thyreoidin" aus Basedowschilddrüsen — behandelt und Heilung eintreten sehen, ohne daß Basedowsymptome sich bemerkbar gemacht hätten. Ebenso hat Fonio[2] an der Kocherschen Klinik getrocknete Basedowpräparate Myxödemkranken verabreicht und hat nur die typische Steigerung der Stickstoffausfuhr, wie man sie mit normaler Schilddrüsensubstanz erreicht, beobachtet. Dasselbe habe ich auch früher mit dem aus Basedowschilddrüsen dargestellten Jodthyreoglobulin bei Tieren (Hunden) wahrgenommen. Auch dort war, ganz wie das auch bei Präparaten aus gesunden Schilddrüsen der Fall ist, die Stickstoffausfuhr gesteigert, ohne daß sonstige Erscheinungen aufgetreten wären. Man könnte nun aber einwenden, daß das „Gift" durch die Verdauung zerstört werde und nur solche Versuche beweisend wären, die mit Umgebung des Verdauungskanals angestellt würden. Versuche dieser Art hat Kocher[3] angestellt. Er hat Menschen mit fehlender Schilddrüse oder Hypothyreose Basedowschilddrüsen intra-

---

[1] Hoennicke, Diskussion zu den Referaten von Kraus und Kocher. Kongr. f. innere Med. 1906, S. 108.

[2] A. Fonio, Über den Einfluß von Basedowstruma- und Kolloidstrumapräparaten und Thyreoidin auf den Stickstoffwechsel usw. Grenzgebiete, Bd. 24, S. 123 (1912).

[3] loc. cit.

osseal implantiert und auch da keine Basedowsymptome erzielt, sondern nur die Heilung des a- bzw. hypothyreotischen Zustandes. Ebenso hat Schultze[1] sterile wässerige Extrakte aus Basedowstrumen sich selbst und einigen Kranken subkutan einberleibt und keine besondere Reaktion beobachten können. Weiterhin haben Pässler[2] Saft aus einer Basedowstruma Kaninchen und Hunden, und Schönborn[3] Kochsalz-Glyzerinextrakte von Basedowstrumen Katzen und Kaninchen intravenös injiziert, ohne daß trotz beträchtlicher Dosis thyreotoxische Erscheinungen (Pulsbeschleunigung) sich präsentiert hätten. Das gleiche berichtet Gley[4]. Auch nach Einpflanzung von Stücken frisch exstirpierter Basedowdrüsen in die Milz bei Hunden, Katzen und Kaninchen hat Pfeiffer[5] außer geringer Pulsbeschleunigung, wie sie auch nach Implantation gewöhnlicher nichtbasedowscher, parenchymatöser oder kolloider Kröpfe vorübergehend eintritt, nichts beobachten können. Ich will auch beifügen, daß eigene Versuche am Kaninchen ergeben haben, daß das aus Basedowdrüsen darstellbare Jodthyreoglobulin in ganz der gleichen Weise auf die Erregbarkeit der Herz- und Blutgefäßnerven einwirkt und die Adrenalinempfindlichkeit steigert, wie das aus normalen Drüsen.[6]

Wie ersichtlich, spricht keine dieser Tatsachen zugunsten der Annahme einer Ausscheidung eines qualitativ veränderten Sekretes, einer Dysthyreose.

Allen diesen negativen Befunden gegenüber ist nun in neuerer Zeit Klose[7] beim Tier zu positiven Ergebnissen gekommen. Es ist ihm gelungen, durch Einspritzung von Preßsaft aus exstirpierten Basedowstrumen in Mengen von ein bis mehreren Kubikzentimetern pro Kilo Versuchstier, oft aber auch nur in der Gesamtmenge von weniger als einem Kubikzentimeter, bei Hunden Basedowsymptome und auch einen ausgesprochenen Basedow zu erzeugen (bestehend in Tachykardie, Tremor, Schweißbildung, Exophthalmus, Temperatursteigerungen, Albu-

---

[1] Schultze, Experimentelle Untersuchungen über das Fieber bei Kropfoperationen. Grenzgebiete, Bd. 17 (1907).

[2] Paessler, Beitrag zur Pathologie der Basedowschen Krankheit. Grenzgebiete, Bd. 14, S. 330 (1905).

[3] Schönborn, Zur Wirkung der Thyreoideastoffe. Archiv f. experim. Pathol. u. Pharmakol., Bd. 60, S. 390 (1909).

[4] Gley, Journ. de physiol. et de pathol. gén. 1911, S. 955.

[5] C. Pfeiffer, Über Kropfverpflanzung und experimentellen Basedow. Münch. med. Wochenschr. 1907, Nr. 24, S. 1173.

[6] Gley und Cleret (Journ. de physiol. et de pathol. gén. 1911, S. 928) haben Hunden und Kaninchen intravenös Blutserum von Basedowpatienten injiziert und keine Veränderung des Pulses beobachtet.

[7] H. Klose, Experimentelle Untersuchungen über die Basedowsche Krankheit. Archiv f. klin. Chir., Bd. 93, S. 649 (1911). — Derselbe, Lampé und Liesegang, Die Basedowsche Krankheit. Beitr. z. klin. Chir., Bd. 77, S. 601 (1912).

minurie, Glukosurie usw.), während die Einspritzung gleicher Mengen von Extrakten aus Nicht-Basedowdrüsen diese Wirkung nicht hatte. Diese Beobachtungen sind nach zwei Richtungen hin von Interesse. Einmal, daß es gelang, Basedowsymptome und Basedow durch künstliche Zufuhr von Material aus Basedowstrumen beim Tier zu erzeugen, zum anderen, daß nur Basedowstrumen dazu geeignet waren, nicht aber andere Kröpfe. Was den ersteren Punkt anbelangt, so enthalten Kloses Schilderungen eine Angabe, die er in seiner ersten Mitteilung (Kongreß für Chirurgie 1911) nur kurz streift, die aber gerade den Kernpunkt der ganzen Frage berührt: die Angabe, daß er eine besondere Art Hunde, nämlich durch Innzucht stark degenerierte Tiere, verwendet hat. Dieser glückliche Zufall dürfte das Ausschlaggebende für den Ausfall seiner Versuche gewesen sein. Denn mit diesem Umstand ist ein Moment in das Experiment eingetreten, das in der Ätiologie des menschlichen Basedow sicherlich, wie wir gleich sehen werden, eine große Rolle spielt. Merkwürdigerweise soll nach Klose der Drüsenextrakt sehr rasch und durch Manipulationen, die für das normale Schilddrüsensekret belanglos sind (kurzes Schütteln u. dgl.) seine Wirksamkeit verlieren. Dieser Befund scheint mir noch weiterer Prüfung bedürftig. Was den zweiten Punkt der Resultate Kloses betrifft, daß nur Basedowstrumenextrakte, nicht aber andere Kropfextrakte Basedow erzeugen, so muß erwähnt werden, daß Baruch[1], der Kloses Versuche nachprüfte und erweiterte, keinen Unterschied zwischen Basedow- und Nicht-Basedowdrüsen beobachten konnte. Nach ihm sind beide Drüsenarten gleich wirksam. Er konnte, wenn er den Versuchstieren Drüsenbrei intraperitoneal injizierte, auch mit gewöhnlichen Strumen Basedowsymptome erzeugen. Dieser Befund ist verständlicher, als der Kloses. Möglicherweise haben in Kloses Versuchen Zufälligkeiten mitgewirkt, die nicht beachtet wurden.

Es sei mir gestattet, kurz auf die Vorstellungen Kloses über die Natur des von ihm vermuteten „Basedowgiftes" einzugehen. Er sieht als solches eine abnorme Jodbindung in der Basedowschilddrüse an. Das Jod sei leichter abspaltbar, und das abgespaltene Jod bedinge den Basedow. Diese Annahme ist nicht haltbar; denn abgesehen davon, daß Jod an und für sich beim Gesunden, wie die Erfahrung uns lehrt, keinen Basedow macht, widerspricht sie den bisherigen chemischen Beobachtungen, die ergeben haben, daß keine abnorme Jodbindung in der Basedowschilddrüse statthat, sondern daß daraus das gleiche Jodthyreoglobulin (mit gleichfest gebundenem Jod) darstellbar ist, wie aus gesunden Drüsen und gewöhnlichen Nicht-Basedowkröpfen. Das einzige, was in bezug auf den Jodgehalt der

[1] Baruch, Zentralbl. f. Chirurgie 1911, Nr. 35, S. 1185; 1912, Nr. 10, S. 316.

Basedowdrüsen bzw. ihres Sekretes (des Jodthyreoglobulins) angeführt werden könnte, ist, daß die Jodwerte des letzteren vielfach, wenn auch nicht immer — man begegnet hier Schwankungen innerhalb der physiologischen Breite — geringer sind, als die der Produkte aus normalen Drüsen. Doch findet man das, wie ich schon vor zehn Jahren gezeigt habe, auch bei anderen Strumen.[1]

Nach Fertigstellung des Manuskriptes erschien eine Arbeit Walters und Hosemanns[2], auf deren Resultate ich hier eingehen möchte, weil sie die Auffassung einer Dystheoreose nach der Autoren Meinung zu stützen scheinen. Walter hatte früher schon gezeigt, daß nach Kompression von Nerven Degenerations- und Regenerationserscheinungen bestimmter Art auftreten. Bei thyreoidektomierten Tieren verlaufen sie viel langsamer. Nach Zufuhr von Schilddrüse in Substanz, frisch oder trocken, bzw. Implantation lebensfrischen Schilddrüsengewebes, kann man die Verhältnisse herstellen wie beim unversehrten Tier. Wurde jedoch Basedowschilddrüse dazu verwendet, so konnten die Autoren keine Kompensation des Schilddrüsenausfalles wahrnehmen. Daraus schließen sie, daß in der Basedowschilddrüse ein von dem normalen abweichendes Sekret vorhanden sei, somit eine Dysthyreose Ursache des Basedow sei. Ich muß gestehen, daß ich dieser Auffassung nicht beistimmen kann, sondern aus den Experimenten einfach entnehme, daß die verwendeten Basedowdrüsen sehr arm an Sekret (Jodthyreoglobulin) waren, wodurch eine quantitative Minderwertigkeit des Gewebes im Tierversuch zum Ausdruck kam. Daß ersteres tatsächlich der Fall war, geben die Verfasser selbst an, denn in den Protokollen ist durchweg, bis auf eine einzige Ausnahme, vermerkt, daß die verwendeten Drüsen sehr kolloidarm waren.[3] Gerade in dem einen Fall, wo eine etwas kolloidreichere Basedowstruma verwendet wurde, kam aber eine der der normalen Drüsen (d. h. von durchschnittlichem Kolloidgehalt) näher stehende Wirkung zustande. Eine bessere Stütze für meine Auffassung läßt sich wohl nicht erbringen. Mit einfach hypertrophischen (also kolloidarmen), nicht-basedowischen Strumen wird sich

[1] Siehe hierüber Fußnote 4 der Seite 19.

[2] F. K. Walter und G. Hosemann, Experimentelle Untersuchungen über die Funktion der Schilddrüse beim Morbus Basedowii. Zeitschr. f. die gesamte Neurologie u. Psychiatrie, Bd. 23, S. 98 (1914).

[3] In den Protokollen über die mikroskopischen Befunde steht: Acini leer. Damit ist nach der Meinung der Verfasser laut brieflicher Mitteilung verstanden, daß das Kolloid sich qualitativ verändert habe und dann bei der Präparation herausgefallen oder ausgelaugt worden sei. Ich fasse diese Veränderung nicht als eine qualitative, sondern zunächst als eine rein physikalische auf, bedingt durch anderen (vermehrten Wassergehalt, was mit der verstärkten Auslaugung im Einklang steht. Aus einem veränderten histologischen Befunde dürfen wir bei kolloidalen Körpern nicht ohne weiteres auf chemisch-qualitative Änderungen schließen.

aller Voraussicht nach dasselbe erreichen lassen. Walter und Hosemann kommen nur zu dem Schluß, daß eine Dysthyreose vorliegen müsse, weil sie der Ansicht sind, daß eine Drüse, welche unter den von ihnen gewählten Versuchsbedingungen weniger zu leisten imstande ist als eine normale, auf eine Hypothyreose hinweise, die ihnen als Ursache des Basedow schon aus klinischen Gründen — mit Recht — nicht annehmbar erscheint. Daraus schließen sie willkürlich auf eine qualitative Veränderung des Sekretes. Doch beweist selbstverständlich eine relative Armut des Schilddrüsengewebes an Sekret nicht ohne weiteres eine Unterleistung der Drüse. Sie beweist nur, daß ein stärkerer Abfluß stattgehabt hat. Das wäre also gerade mit einer Hyperthyreose vereinbar. Ich vermag aus Walters und Hosemanns Versuchen nur das zu entnehmen, was bereits auf anderweitige Art mehrfach erwiesen ist: daß die Leistungsfähigkeit des Schilddrüsengewebes von seinem Jod (d. h. Jodthyreoglobulin- bzw. Kolloidgehalt) abhängig ist. Für eine Dysthyreose als Grundlage des Basedow beweisen sie nichts.

Wir sehen also, daß, abgesehen von den Versuchen Kloses, wir über keine Beobachtungen verfügen, die zugunsten eines Dysthyreoidismus als Ursache des Basedow sprechen. Bei der Wichtigkeit der Sache halte ich es aber für notwendig, weitere Versuche nach dieser Richtung anzustellen.

Was in der Entscheidung der prinzipiellen Frage schwer ins Gewicht fällt, und womit die Annahme einer qualitativ abnormen Sekretbildung nicht in Einklang zu bringen ist, ist die Tatsache, daß durch Zufuhr ganz normaler Schilddrüsen und von Präparaten aus solchen bei manchen Menschen Basedowsymptome und mitunter das ganze Syndrom auszulösen ist. Hier ist also kein besonderes Basedowgift notwendig. Diese Beobachtungen lassen vielmehr eine einfache Hyperthyreose als das Gegebenere erscheinen.

Wie steht es nun mit der Hyperthyreosetheorie? Gibt es, abgesehen von dem erwähnten, noch andere Momente, die zu ihren Gunsten sprechen? Und, wenn ja, stellt die Hyperthyreose das Alpha und das Omega im Basedowsyndrom dar, wie es die Möbiussche Theorie verlangt? Oder aber, sind noch andere Möglichkeiten denkbar, welche sich mit ihr vereinigen lassen? Im Sinne übermäßiger Sekretabscheidung und Überschwemmung des Organismus mit Thyreoidalstoffen spricht der Umstand, daß ein schon bestehender Basedow durch künstliche Zufuhr von Schilddrüsensubstanz verschlimmert wird. An dieser Tatsache ist nicht mehr zu zweifeln; sie ist zu jeder Zeit leicht kontrollierbar, und nur vereinzelt sind die Fälle, wo Schilddrüsenmedikation unschädlich oder gar wirksam im Sinne einer Besserung gewesen wäre. Ein Hauptargument der Anhänger der Theorie von der primären Bedeutung der Schilddrüse im Basedow ist ferner der Umstand, daß die funktionelle Ausschaltung eines Teiles des Organs in unverkennbarer Weise günstig auf den Krankheitsverlauf wirkt, ja sie überhaupt zur Heilung bringt. Wie schon Rehn früher zeigte und Kocher in den letzten Jahren an der Hand vieler Krankengeschichten dartat, ist der Grad des Erfolges direkt abhängig von der Größe des herausgenommenen oder sonstwie außer Funktion gesetzten Drüsenstückes. Je mehr herausgenommen wird, um so gründlicher ist die Heilung, und hilft eine Operation nicht genügend, so bringe eine weitere Verkleinerung der Drüse den gehofften Erfolg. Weiterhin liegt eine Stütze der Theorie des Hyperthyreoidismus in dem Umstande, daß bei manchen Kröpfen, die man aus diesem Grunde als basedowifiziert bezeichnet, die gleichen Symptome zu beobachten sind, wie bei echtem Basedow, und ebenso, daß das Kropfherz Symptome zeige, die zur gleichen Kategorie gehören. Endlich wird als Beweis für die intimen Beziehungen der Schilddrüse zum Basedow das relativ seltenere Vorkommen des letzteren in Ländern mit Kropfendemie angeführt, und der sehr häufig schwächere Grad und mildere Verlauf der Krankheit bei Menschen mit gewöhnlichem knotigen Kropf. Dies wird so gedeutet, daß die Degeneration oder Verminderung funktionstüchtigen Gewebes, wie sie bei der Struma nodosa besteht, die stärkere Ausbildung des Basedow verhindere.[1]

Gehen wir diese Argumente der Reihe nach durch, so ließe sich ungefähr folgendes sagen: Mit Hilfe von Schilddrüsenfütterung ist es wohl geglückt, eine ganze Reihe von Symptomen auszulösen, deren Gesamtheit den Basedow ausmacht: Tachykardie, Herzklopfen, Abmagerung, Nervosität, Schlaflosigkeit, Appetitlosigkeit, auch Tremor, ja unter Umständen auch Erweiterung der Lidspalte, Exophthalmus und die Lidsymptome. Doch ist hier verschiedenes auseinander zu halten. Bei Menschen, die wir als gesund bezeichnen können, hat die Zufuhr der Schilddrüsensubstanz diese Folgen nicht, oder nur in sehr geringem Maße. Dort wird man vergeblich Tremor, Exophthalmus oder die Lidsymptome erwarten; selbst bei sehr langem Gebrauche können sie lange Zeit ausbleiben, und auch bei großen und exzessiven Dosen hat man nach schädlichen Folgen vergeblich gefandet.

Ich habe diese Verhältnisse schon einmal bei der Behandlung des Hyperthyreoidismus besprochen. Ich verweise auf die dortigen Ausführungen.

Ganz anders aber als in den erwähnten Fällen verhält es sich bei Individuen, die ich zunächst kurzweg als prädisponiert bezeichnen

[1] Die Mehrzahl dieser Argumente kann natürlich auch der Theorie des Dysthyreoidismus dienen, doch haben wir, wie eben gemeldet, bis zur Stunde keine Anhaltspunkte in der menschlichen Pathologie für einen solchen.

möchte, bei Menschen mit geschädigtem Nervensystem — die Art der Schädigung wird sich weiter unten ergeben. Hier können schon relativ geringe Gaben von Drüsensubstanz thyreotoxische Erscheinungen und in extremen Fällen oder bei exzessiven Dosen sogar einen wahren Basedow auslösen. Dazu sind aber eben extrathyreoidal gelegene Momente notwendig: eine stärkere Anspruchsfähigkeit des Nervensystens, eine leichtere Erregbarkeit speziell der beim Basedow beteiligten Abschnitte. Um dieses Moment, um die Annahme von primären Alterationen des Nervensystems, von „Schwächung", Erschöpfung des Nervensystems (beim „primären" Basedow) kommen selbst die eifrigsten Anhänger der Hyperthyreosetheorie nicht herum. Denn niemals wird sich der deletäre Einfluß psychischer Momente, wie sie in der Anamnese der Basedowkranken als auslösende Momente so häufig wiederkehren, Schreck, heftige Erregung, Zorn oder ein seelischer Shok, in befriedigender Weise erklären lassen, ohne daß dem Nervensystem eine wesentliche Beteiligung zuerkannt würde.

Die Verschiedenheit der Toleranz Schilddrüsenpräparaten gegenüber in den üblichen therapeutischen Dosen ist eine geläufige Erscheinung, die schon durch genug Beispiele aus der Literatur veranschaulicht ist. Neue hinzuzufügen ist überflüssig. Sie sind jedem Arzt, der in der Thyreoidalbehandlung Erfahrung hat, sattsam bekannt. Es finden sich alle Abstufungen von ganz geringer bis zu weitgehender Toleranz, welch letztere wohl als physiologisch bezeichnet werden darf. Streng darauf zu achten ist aber, daß thyreotoxische Symptome, wie Tremor, Tachykardie, Insomnie usw. nach Thyreoidalbehandlung weit häufiger sind als die Lidsymptome, und sogar sehr stark ausgeprägt sein können, ohne daß letztere auch nur spurenhaft vorhanden sind. Es muß also, damit die letzteren zum Ausdruck kommen, noch etwas weiteres hinzukommen. Man betrachtet zwar in jüngerer Zeit diese nicht mehr als typisch für Basedow, in dem Sinne, daß sie für das Bild des Basedow durchaus notwendig seien. Den formes frustes können sie fehlen.

Dasselbe, was für die Zufuhr von Schilddrüsensubstanz gesagt wurde, gilt nun auch für die Folgen der Verabreichung von Jod. Wir haben gesehen, daß manche Menschen auf dieses Medikament sehr lebhaft reagieren und bei längerem oder mitunter auch ganz kurzem Gebrauch Symptome aufweisen, wie sie dem Basedow eigen sind. In manchen Fällen hat man auch danach einen Zustand beobachtet, der von einem genuinen Basedow nicht zu unterscheiden war. Kocher hat, wie schon erwähnt, den Namen Jodbasedow geprägt. Er schildert einen Fall, ein Mädchen betreffend, das ein (jodhaltiges) Kropfmittel nur 11 Tage lang gebraucht hatte und danach einen ausgesprochenen und anhaltenden Basedow mit starker Abmagerung, Zittern, Herzklopfen,

Tachykardie, Lidsymptomen usw. bekam. Auch andere Autoren haben in den letzten Jahren ähnliche Beobachtungen gemacht. Zwischen den beiden Extremen, der hochgradigen Toleranz und einer ausgesprochenen Intoleranz, sind alle Übergänge zu finden, ganz wie bei der Wirkung der Schilddrüsenverabreichung. Auch hier ist das Maßgebende für die Empfindlichkeit eine Prädisposition, und zwar ist sie wiederum in einem lädierten Zustand des Nervensystems zu suchen, die sonstwie zum Ausdruck kommen oder aber äußerlich ganz unbemerkt bleiben kann. (Die Patientin Kochers litt seit dem 12. Lebensjahr an epileptischen Anfällen und außerdem häufig an sehr heftigen Kopfschmerzen, war „nervös" usw.).[1] Der gesteigerte Übertritt von Schilddrüsensekret in den Körperkreislauf ist dann gleichsam nur das auslösende Moment, die Veranlassung zum Ausbruch des Basedow. Das gilt gewiß auch für das Auftreten von Basedow im Anschluß an akute Infektionskrankheiten (Gelenkrheumatismus, Influenza, Typhus, Pneumonie, Angina, fieberhafte Bronchitis usw.). Auch hier sind es nur „neuropathische" Individuen, welche dem Leiden zum Opfer fallen, niemals aber Menschen mit gesundem Nervensystem. Der Unterschied besteht nur darin, daß hier die Schilddrüse als ursächlicher Faktor noch mehr in den Hintergrund tritt, da die Schädigung des Organismus im allgemeinen durch den fieberhaften Prozeß mit ihrem Widerhall im Nervensystem zum Ausbruch des Nervenleidens genügen dürfte. Das Analogon dazu sehen wir im Ausbruch von Nervenerschöpfung nach akuten Infektionskrankheiten (Influenza oder auch nur fieberhafte Bronchitis usw.). Die durch das Fieber erfolgte Allgemeinschädigung erstreckt sich auch auf das überanstrengte und in labilem Zustande sich befindende Nervensystem und läßt seine Tätigkeit versagen. Die Annahme einer Mitbeteiligung der Schilddrüse ist hier gewiß nicht indiziert; sie schien vielmehr an den Haaren herangezogen.

Man wird nun einwenden, daß beim Jodbasedow der Zustand des Nervensystems nicht so sehr maßgebend sei, als der der Thyreoidea. Besteht eine Struma, ist sie mit Sekret angeschoppt und sind die anatomischen und funktionellen Verhältnisse darin derart, daß das Jod das Sekret leicht zur Ausscheidung bringt, so treten eben die thyreotoxischen Erscheinungen auf; im anderen Fall bleiben sie aus. Die verschiedenen Intensitätsgrade der Thyreotoxikosen ergeben sich dann

[1] In dem Falle von Notthafft (Ein Fall von artefiziellem akutem thyreogenem Morbus Basedow, Zentralbl. f. innere Med. 1898, S. 353), wo der Gebrauch von 1000 Schilddrüsentabletten in 5 Wochen zu Basedow führte, gibt der Autor an, daß der Patient nicht „neuropathisch" gewesen sei. Diese Angabe ist natürlich zu summarisch, um daraus entnehmen zu können, daß das Nervensystem in allen seinen Teilen intakt gewesen sei. Schon die hochgradige Korpulenz läßt Zweifel daran aufkommen.

aus der verschiedenen Leichtigkeit des Austrittes des Drüsensekretes. Dieser Standpunkt ist schon vertreten worden. Er dürfte jedoch nicht genügend begründet sein. Freilich wird in dieser Hinsicht schon ein Unterschied zwischen den einzelnen Strumenformen bestehen und die unmittelbare Wirkung des Jods oder der Schilddrüsensubstanz auf den Sekretaustritt nicht die gleiche sein beim Kolloidkropf, wie bei der adenoid-hyperplastischen Struma. Die anatomischen Verhältnisse dürften aber nicht alles ausmachen, in dem Sinne, daß z. B. in jenen Fällen, die stark mit thyreotoxischen Symptomen antworten, viel Sekret austritt, in jenen, die widerstandsfähiger sind, nur wenig die Drüse verläßt, haben wir ja soeben gesehen, daß Hyperthyreoidisation bei gesundem Körper keine thyreotoxischen Erscheinungen macht. Dazu kommt, daß die Beobachtung lehrt, daß jodempfindliche (im genannten Sinne) wie auch schilddrüsenempfindliche Menschen immer Läsionen des Nervensystems zeigen, „neuropathischer Konstitution“ oder auch nur vorübergehend durch geistige Überanstrengung oder sonstige Überreizung in ihrem Nervensystem geschwächt sind, während gerade das Fehlen einer Prädisposition bei den Refraktären auffällt.

Es wird in neuerer Zeit mehrfach hervorgehoben, daß in der Basedowstruma die histologischen Zeichen für einen stärkeren Austritt des Sekretes aus den Drüsenacinis wahrzunehmen seien (Verflüssigung des Kolloides). Darauf stützt man eben die Anschauung eines gesteigerten Sekretaustrittes als Grundlage und Ursache des Basedow. Hiergegen ist aber der Einwand gestattet, daß die gleiche Erscheinung auch bei anderen rasch wachsenden Strumen zu finden ist. Der vermehrte Sekretaustritt, als eine von der Schilddrüse primär ausgehende Erscheinung, ist uns nicht faßlich in den Fällen, wo psychische Reize, also in letzter Linie Nervenerregungen den Ausbruch bedingen. Hier muß sich eine Abhängigkeit vom Nervensystem geltend machen, auch dann noch, wenn nur eine vermehrte Auslaugung unter dem Einfluß ausgiebiger Vaskularisation das Feld beherrschen sollte.

Betrachten wir die Resultate der Tierversuche, so finden wir hier, wie mir scheint, ähnliche Verhältnisse wie beim Menschen. Einmalige intravenöse Zufuhr von Schilddrüsensubstanz ändert nach den übereinstimmenden Befunden von Kraus und Friedenthal[1], Asher und Flack[2] sowie nach eigenen Untersuchungen am Kaninchen mit Jodthyreoglobulin weder Pulsfrequenz noch Pulsgröße. Bei fortgesetzter Schilddrüsenverfütterung haben verschiedene Tierexperimentatoren bei Hunden, Kaninchen, Katzen usw. neben Abmagerung, Tachykardie,

[1] Siehe Anm. 4 S. 7.
[2] Siehe Anm. 1 S. 22.

Aufregung, Tremor usw. beobachtet. Jüngere haben aber außer der Steigerung des Stoffwechsels vermehrte Appetenz bzw. Abmagerung, keine Erscheinungen wahrgenommen. Insbesondere betonen in neuerer Zeit, wie ich schon weiter oben erwähnt habe, amerikanische Autoren, Cunningham, Stoland, Carlson, Rooks und Mc Kie und Marine[1] das Fehlen von Pulsbeschleunigung und anderen Basedowsymptomen. Das Beobachten von Exophthalmus ist nur ganz vereinzelt festgestellt worden, unter anderen von Hoennicke[2]. Er gibt an, bei Kaninchen in monatelang fortgesetzten Fütterungsversuchen in einzelnen Fällen Exophthalmus erhalten zu haben. Die Annahme liegt nahe, bei diesen Tieren disponierende nervöse Zustände vorauszusetzen. In dieser Ansicht bestärken uns die bereits erwähnten Versuche Kloses an seinen ganz besonders empfänglichen, durch Inzucht stark degenerierten, in ihrem Nervensystem geschwächten Hunden. Wie ich schon hervorhob, ist Klose gerade dank diesem Umstande zu positiven Resultaten gekommen, während andere Experimentatoren bei im Prinzip gleicher Versuchsanordnung, aber unter Verwendung gesunder Tiere, leer ausgingen. Nichtdegenerierte Tiere sind eben viel widerstandsfähiger.

Eine gute Stütze für diese Auffassung liefern uns übrigens die Versuche Kloses an seinen gleichen Hunden mit Jodkalium. Er hat nach ganz kleinen Gaben davon ausgesprochene Basedowsymptome und überhaupt Basedow erzeugt. Bardenheuer[3], welcher die genau gleichen Versuche an nichtdegenerierten Hunden wiederholte, bekam nichts dergleichen. Seine Hunde zeigten nicht die geringsten Erscheinungen. Auch da dürfte also der Degenerationszustand das Maßgebende gewesen sein. Diese Versuche sind gewissermaßen das Analogon zum Jodbasedow des Menschen. Es ist gewiß ein sehr lohnendes Unterfangen, die Versuche in dieser Richtung fortzusetzen.

Auffallenderweise berichtet in jüngster Zeit Baruch[4], daß es ihm gelungen sei, bei einer ganzen Reihe von Hunden, Kaninchen und Ratten durch intraperitoneale Injektion von zermalmten, dem Menschen frisch entnommenen (gewöhnlichen) Kröpfen Basedow zu erzeugen. Wenngleich seine Versuchsanordnung von der bisher geübten abwich, insofern er das Material eben intraperitoneal beibrachte, so kann damit die Differenz zwischen seinen und der anderen Autoren Resultaten dadurch

---

[1] Siehe Anmerkungen S. 42.

[2] Siehe Anm. 1 S. 46.

[3] C. Bardenheuer, Erzeugt Jodeinspritzung Morbus Basedow? Arch. f. klin. Chirurgie, Bd. 97, S. 729 (1912).

[4] Baruch, Zentralbl. f. Chirurgie 1911, Nr. 35, S. 1185 und 1912, Nr. 10, S. 316.

kaum erklärt werden. Zur Vorsicht in der Beurteilung seiner Befunde muß die Angabe mahnen, daß diese Eigenschaft nur dem Organbrei, nicht aber dem Preßsaft zukommen soll. Weitere Versuche sind jedenfalls notwendig.

Wenn wir uns nun der Frage zuwenden, welcher Teil des Nervensystems unmittelbar für die Entstehung der Basedowsymptome verantwortlich zu machen ist, so geht die jetzt vorherrschende Ansicht dahin, daß ein Reizzustand vorwiegend im Gebiet des Sympathikus dem klinischen Syndrom zugrunde liegt. Die Frage dreht sich aber noch darum, ob dieser „vor oder hinter" der Schilddrüse liege, d. h. ob er das Primäre ist und die Veränderung der Drüse nach sich zieht, oder umgekehrt, ob diese das primum movens ist und den Reizzustand erst herbeiführt.

Die Sympathikustheorie ist bekanntlich schon alt. Sie konnte aber lange Zeit ernster Kritik nicht standhalten, weil sie einen Widerspruch in sich barg. Die Tachykardie konnte man wohl auf einen Reizzustand zurückführen; für den Exophthalmus aber glaubte man, Lähmung annehmen zu müssen. Den Widerspruch haben einige Autoren dadurch zu lösen versucht, daß sie annahmen, der Sympathikus sei in einzelnen Fasern gelähmt, in anderen dagegen gereizt, was sie angesichts des verschiedenartigen Ursprungs des Sympathikus für berechtigt hielten. Die Zerfahrenheit einer solchen Annahme liegt jedoch auf der Hand. Heute liegen die Dinge anders. Unsere Vorstellungen über das sympathische Nervensystem haben sich wesentlich geändert. Wir wissen jetzt, daß ihm der Vagus und das übrige autonome Nervensystem sehr nahe stehen (parasympathisches Nervensystem). Ziehen wir es mit heran, so sind wir imstande — freilich unter Anerkennung, daß damit noch nicht alle Schwierigkeiten behoben sind — mit einem Reizzustand auszukommen. Gehen wir die Symptome der Reihe nach durch. Eines der hervorstechendsten, die Tachykardie, hat man schon lange in diesem Sinne gedeutet, und zwar auf eine Reizung der Acceleratoren zurückgeführt. Daß aber hier schon vagische Einflüsse mitspielen, darf man wohl aus dem gelegentlichen Vorkommen großer, frequenter Pulsformen, der sogenannten Aktionspulse, schließen, wie sie sich mitunter auf dem Röntgenschirm präsentieren, und welche man mit einer gleichzeitigen Reizung des Sympathikus und Vagus zu erklären geneigt ist. Mehr Schwierigkeit macht die Erklärung des Exophthalmus. Wir wissen seit Claude Bernards berühmtem Versuch, daß Reizung des Halssympathikus beim Tier das Auge vortreibt und die Lidspalte erweitert. Dies geschieht mittels des Musculus protrusor bulbi. Dieser Muskel fehlt aber beim Menschen, bzw. er ist so schwach, daß er wohl für eine Hervortreibung des Augapfels kaum in Betracht kommen dürfte.

Landström[1] hat beim Menschen vor einigen Jahren einen solchen Muskel beschrieben. Er bildet nach ihm, wie er an Querschnitten durch eine geeignete Färbemethode zeigen konnte, eine lockere Lamelle, die zylinderförmig den Bulbus umgibt, indem sie vom frontalen Äquator ausgeht, schräg nach vorne und außen verläuft und sich an der Faszie der Augenhöhle ansetzt. Es handelt sich aber, wie ich bemerken muß, um eine relativ schwache, nur aus kurzen Bündeln bestehende und zudem ziemlich schräg zur Achse des Augapfels und der Augenhöhle verlaufende Muskelschicht, und ich kann mir nicht vorstellen, daß sie bei der Vortreibung des Bulbus wesentlich beteiligt sei, besonders nicht in den hohen und höchsten Graden von Exophthalmus. Es ist daher jedenfalls noch auf andere Möglichkeiten Bedacht zu nehmen. Leider fehlen uns sichere Anhaltspunkte. Daß der früher schon bekannte retrobulbäre Müllersche Muskel nicht in Frage kommen dürfte, steht wohl sicher. Es hat daher mehr Wahrscheinlichkeit für sich, anzunehmen, daß Dinge ganz anderer Natur, nämlich vaskuläre Erscheinungen das Maßgebende seien (vermehrte arterielle Blutfüllung mit venöser Stase, lokales Ödem mit oder ohne konsekutive Gewebswucherung?).[2]

Zur Erklärung der Lidsymptome hat man ebenfalls Ausläufer des Landströmschen Muskels, die bis in die Lider nahe an den Tarsus verlaufen, herangezogen. Tatsächlich ist es denkbar, daß durch einen Reizzustand des den Muskel versorgenden Nerven das obere Augenlid emporgehoben werde. So entstünde die Erweiterung der Lidspalte. Durch sympathikotrope Mittel (Kokainisierung) wird aber im Tierversuch auch das untere Lid retrahiert, was bei Basedow nicht (oder vielleicht nur in seltenen Ausnahmefällen) zutrifft. Darauf legen die Gegner der Sympathikustheorie großen Wert. Doch geschieht das wohl mit Unrecht, da beim Menschen die Fasern im unteren Lid ziemlich quer verlaufen und es fraglich erscheint, ob ihre Kontraktion das Lid zurückzieht. Die Reizung des Landströmschen Muskels soll des weiteren auch das Stellwagsche und das Graefesche Phänomen bewirken, dadurch, daß der unter einem erhöhten Tonus stehende Muskel den Abwärtsbewegungen des Lides ein Hindernis entgegensetzt. Sogar das Möbiussche Phänomen hat Landström mit dessen Hilfe erklärt, in

---

[1] J. Landström, Über Morbus Basedowii. Inaug.-Dissert. Stockholm 1907.

[2] Beachtenswert und für jeden Erklärungsversuch wichtig ist, daß der Exophthalmus (in seltenen Fällen) nur einseitig auftritt. Man hat dann mitunter auch auf eine einseitige, und zwar auf der gleichen Seite stärkere Ausbildung der Struma aufmerksam gemacht und beides in Zusammenhang gebracht. Doch scheint mir dieser Schluß sehr fraglich, da eine einseitig stärkere Ausbildung der Struma etwas sehr Häufiges ist.

der Weise, daß die lateralen Fasern sich der Wirkung der Recti interni entgegensetzen und deren Effekt überwinden. Auch diese Erklärung dürfte noch auf Schwierigkeiten stoßen.

Eine weitere Schwierigkeit besteht darin, daß bekanntlich der Halssympathikus auch den Musculus dilatator pupillae versorgt und seine Reizung eine Erweiterung der Pupille bewirkt, während Pupillenerweiterung kein Basedowsymptom ist. Dieser Umstand ließe sich vielleicht so deuten, daß aus irgendeinem Grunde der dem Sympathikus innewohnende Reiz sich nicht auf die den Dilatator versorgenden Fasern erstrecke, allerdings ein zunächst noch schwer zu erklärendes Faktum.

Die Schwierigkeiten einer Erklärung der Augenliderphänomene werden erheblich gemindert, wenn wir, gemäß der oben gemachten Ausführung, das autonome Nervensystem (Vagus, Okulomotorius usw.) mitheranziehen; versorgt doch der Okulomotorius den M. palpebrae sup. und ist mit der Annahme eines erhöhten Tonus dieses Muskels die Bahn zur Erklärung geebnet.

Nun bleibt noch die Struma. Wie verhält es sich mit ihr? Für die Anhänger der thyreogenen Theorie ist ihre Erklärung einfach: sie ist eben die Ursache des Basedow, und es bliebe nur zu erklären, warum überhaupt die Schilddrüse erkrankt — eine Frage für sich und eigentlich nur von ätiologischer Bedeutung. Nun haben wir aber gesehen, daß die thyreogene Theorie nicht befriedigt und daß sich Bedenken dagegen erheben lassen. Fragen wir uns deshalb: ist es denkbar und möglich, einmal, daß die Struma ein sekundäres Symptom darstelle, und weiterhin, daß Alterationen im Nervensystem ihre Entstehung veranlassen können? Hierüber gibt uns das Tierexperiment wertvolle Aufschlüsse. Schon v. Cyon[1] hat gezeigt, daß Reizung der Nn. laryngei Erweiterung der Blutgefäße der Schilddrüse bewirkt. Asher und Flack[2] haben das für Kaninchen, Katzen und Hunde bestätigt und speziell dargetan, daß die Eigenschaft dem N. laryngeus superior zukommt, jenem Nerven, den wir als sekretorischen Schilddrüsennerven kennen gelernt haben.

Sie wiesen mit Nachdruck darauf hin, daß das ganze Organ unter der Reizwirkung deutlich röter wird und daß mitunter, namentlich bei Lupenvergrößerung ein deutliches Pulsieren der Gefäße sich bemerkbar macht. Auch direkte Flüssigkeitsbildung konnten sie in der Drüse bei anhaltender Reizung nachweisen und zwar hinlänglich genug, um solche mit der Pravazspritze aufsaugen zu können. In allen diesen Versuchen

---

[1] v. Cyon, Beiträge zur Physiologie der Schilddrüse und des Herzens. Pflügers Archiv, Bd. 70 (1898).

[2] Siehe Anm. 1, S. 22.

zeigte die Drüse eine merkliche Schwellung und, was hier besonders auffallen muß, die Schwellung war durch dasselbe Moment bedingt, wie es eben bei Basedow besteht: durch Erweiterung der Blutgefäße. Ein Nervenreiz macht also Struma. Was nun ein kurzer Reiz macht, wird ein andauernder weit leichter und in ausgiebigerer Weise tun können. Da der N. laryngeus dem Vagus zugehört, so läßt sich die Struma dem Wirkungskreis des autonomen Nervensystems einfügen.[1] Die anatomischen Veränderungen, welche die Strumabildung begleiten, können als den Effekt gesteigerter Funktion im Sinne einer Funktionshypertrophie gedeutet werden, wie das die nach einer anderen Richtung hin angestellten Versuche Halsteds anzunehmen gestatten.

Was die übrigen Basedowsymptome anbelangt, so bieten die allgemeinen nervösen Symptome, das Zittern, die Nervosität, die Reflexsteigerung, die gesteigerte Vasomotorenerregbarkeit usw. der Aufrechterhaltung des eingenommenen Standpunktes keine Schwierigkeiten; auch mit den psychischen Erscheinungen läßt sie sich in Einklang bringen. Die Rötung der Haut, das Hitzegefühl lassen sich als Reizerscheinungen des autonomen Systems auffassen, desgleichen die gesteigerte vasomotorische Erregbarkeit auf Hautreize, die zirkumskripten Ödeme, die Atemstörungen und Diarrhöen, der Schweiß (und Hand in Hand damit die Verminderung des elektrischen Widerstandes der Haut), die gesteigerte alimentäre und spontane Glukosurie hingegen auf eine erhöhte Reizbarkeit des sympathischen Nerven, ebenso die Polyurie.

Wir sehen, daß sich viele Symptome als Reizwirkungen der sympathischen, andere als solche der parasympathischen Nerven auffassen lassen. Das deutet auf eine Erhöhung des Tonus in beiden Systemen hin. Diese Vorstellung mußte noch bis vor kurzem paradox erscheinen, da beide Systeme als Antagonisten galten, und eine gleichzeitige, beiderseitige Tonuserhöhung keine Veränderung im Endeffekt erwarten lassen sollte, indem die verstärkten Reizwirkungen einfach auf erhöhter Stufe sich gegenseitig die Wage halten mußten. Heute liegen die Dinge anders, da eine Gegensätzlichkeit sich nicht als durchgehend erwiesen hat.

[1] Da der Nervus laryngeus aber auch sympathische Fasern führen dürfte, so ist nicht entschieden, ob Supersekretion nicht einer Sympathikuswirkung zuzuschreiben ist. Die Versuche H. Wieners (siehe Anm. 2, S. 41), welcher beim Hunde nach Durchtrennung des Sympathikus unterhalb des Ganglion infimum bzw. nach Entfernung des Ganglion eine Abnahme des Thyreoglobulingehalts und Atrophie der Zellmasse der Drüse hat wahrnehmen können, sprechen in letzterem Sinne. Pro memoria sei erwähnt, daß Reizung des Sympathikus auch in der Submaxillaris Sekretabscheidung bewirkt. Es soll noch angeführt werden, daß auch Morat (zit. nach Wiener) nach Reizung des Sympathikus eine Schwellung der Schilddrüse beobachtet hat. Ich will bei dieser Gelegenheit auch darauf hinweisen, daß von diesen Gesichtspunkten ausgehend H. Wiener einer Reizwirkung des Sympathikus als Ursache des Basedow das Wort geredet hat.

Die Auffassung der primären Bedeutung eines neurotischen Zustandes beim Basedow läßt sich mit der vielfach und schon lange vertretenen Anschauung des „nervösen" Charakters des Basedow, mit der Neurosetheorie in Einklang bringen, wie sie Buschan vielfach vertreten hat und immer noch vertritt. Auch die Vorstellung, daß eine Erkrankung der Medulla oblongata eine ätiologische Rolle spiele, gewinnt unter diesem Gesichtspunkt und in Anbetracht einer Mitbeteiligung des autonomen Nervensystems Berechtigung. Sie ist außerdem um so begründeter, als auch das Tierexperiment eine Grundlage dazu gegeben hat.

Der Erregungszustand des Sympathikus ist auch schon so gedeutet worden, daß vermehrte Adrenalinproduktion ihn herbeiführe, es also auf eine Superfunktion der Nebenniere hinauskomme. Diese betrachtet man als eine Folge vermehrter Schilddrüsentätigkeit im Sinne einer Mobilisierung des Adrenalins in des Nebenniere. Tatsächlich will man ja einen vermehrten Adrenalingehalt im Blut bei Basedow gefunden haben. Kraus und Friedenthal[1], Eppinger und Hess und ebenso Kostlivy[2] haben positive Meltzer-Ehrmannsche Reaktion erhalten und auch eine fragliche Eisenchloridreaktion. Auch die Wirkung auf den überlebenden Kaninchenuterus und auf die Gefäßmuskulatur beim Frosch ist im Basedowserum verstärkt. Das gleiche fand auch der letztgenannte Autor beim Kropfherz, dagegen nicht bei dem gewöhnlichen, mit Herzstörungen nicht komplizierten Kropf. Was den ersteren Nachweis vermehrten Adrenalingehaltes anbelangt, so ist aber sein Wert bei der Verwendung von Blutserum sehr herabgesetzt worden, durch die Beobachtung, daß bei der Blutgerinnung mydriatisch wirkende Stoffe entstehen. Ein vermehrter Adrenalingehalt läßt sich somit nur am Plasma mit Sicherheit erkennen.

Was nun eine vermehrte Nebennierentätigkeit als Ursache des Basedow anbelangt, so lassen sich gegen das sekundäre Eintreten einer solchen als Folge gesteigerter Schilddrüsensekretion die gleichen Bedenken erheben, wie gegen die primäre Bedeutung der Schilddrüse bei Basedow überhaupt. Eine primäre Mehrproduktion von Adrenalin, bedingt durch krankhafte Tätigkeit der Nebenniere andererseits, wäre eine ganz unbewiesene Annahme. Wir besitzen keine pathologisch-anatomischen Anhaltspunkte für eine solche Vorstellung. Wir dürfen in dieser Frage nicht vergessen, daß die Schilddrüse sensibilisierend auf Adrenalin wirkt und ein vermehrter Thyreoglobulingehalt des Blutes, wie er ja gerade bei Basedow (auch in dem von mir vertretenen Sinne) angenommen wird, eine gesteigerte Adrenalinwirkung vortäuschen kann.

Es fragt sich nun aber, welche Rolle denn die Schilddrüse beim Basedow spielt, wie es mit den zugunsten der thyreogenen Theorie angeführten Momenten steht, wieso speziell die Kropfexzision einen so günstigen Einfluß auf den Verlauf der Krankheit auszuüben vermag. — Das ist meiner Ansicht nach ungefähr so zu beantworten: Das Schilddrüsensekret übt eine Wirkung auf das sympathische wie das parasympathische Nervensystem bzw. auf deren Erfolgsorgane aus. Das ist durch Tierversuche einwandfrei erwiesen, für das erstere wenigstens, soweit der

---

[1] Siehe Anm. 4 S. 7.

[2] Kostlivy, Über chronische Thyreoidotoxikosen. Grenzgebiete, Bd. 26, H. 4.

Vagus in Betracht kommt. Auch für das reine Sekret, das Jodthyreoglobulin, habe ich es in neuerlichen Versuchen einwandfrei dartun können. Eine vermehrte Sekretbildung oder -ausschwemmung hat bei gesundem Nervensystem keinen weiteren manifesten Effekt, indem sie, wie wir gesehen haben, z. B. die Herztätigkeit nicht verändert. Ganz anders aber bei erhöhtem Reizzustand. In diesem Falle ist der normale Gleichgewichtszustand gestört und die Anspruchsfähigkeit verändert; daraus erfolgt die Beschleunigung der Herztätigkeit. Zu dem schon bestehenden vermehrten Reiz wird also noch ein neuer hinzukommen, es erfolgt eine Potenzierung. Diese wirkt aber wieder rückwärts, indem der vom Nervensystem ausgehende Reiz weitere Überschwemmung mit Schilddrüsensaft herbeiführt und dieser wiederum den Reizzustand des Nervensystems erhöht. Damit ist ein Circulus vitiosus geschaffen mit fortwährender Progredienz. Wird nun die Schilddrüse ausgeschaltet, so wird die potenzierende Rückwirkung auf das Nervensystem beseitigt. Es wird eines jener Organe entfernt, die wir weiter oben als „Multiplikatoren" (gewisser) nervöser Reize bezeichnet haben. Das alsdann nicht mehr unter dem schädlichen Einfluß der Schilddrüse stehende Nervensystem wird wieder dem Normalzustande näher kommen. Durch die Schonungstherapie, die ja beim Basedow eine Hauptrolle spielt und auch vor und nach der chirurgischen Behandlung wesentlich in Betracht kommt, wird dann das übrige geleistet.

Diese Auffassung läßt es, wie nicht näher ausgeführt zu werden braucht, erklärlich erscheinen, warum sowohl Thyreoidal-, wie Jodmedikation bei Basedow schädlich sind. Sie wirken beide, ersteres direkt, letzteres indirekt in nachteiligem Sinne auf das Nervensystem ein.

Auch für den nach Infektionskrankheiten ausgebrochenen Basedow, sind im wesentlichen die gleichen Momente bestimmend. Auch er betrifft nur Individuen mit dazu disponiertem Nervensystem.

Nach dem Gesagten dürfte das Rätsel des Basedow der Hauptsache nach in einem primären neurotischen Reizzustand liegen, über dessen Natur vor der Hand nichts auszusagen ist. Man wird einwenden, daß histologische Veränderungen im Nervensystem bisher nicht gefunden worden sind, daß somit der Ausdruck Neurose nicht angebracht ist. Hierauf ist aber zu erwidern, daß unsere Vorstellungen hierüber nicht so gefertigt sind, daß dies ein Hindernis für diese Annahme abgeben sollte. Dazu kommt, daß Beeinflussungen seitens des Großhirns, wie dies Buschan mit Nachdruck betont, sicherlich mit im Spiele sind.

Was bisher gesagt wurde, gilt in erster Linie für den primären Basedow. Nun wird aber, und mit Recht, das Kropfherz, das in seinem ganzen klinischen Habitus und mit seinen vielfach basedowähnlichn Symptomen eine Erkrankung nach derselben Richtung hin, wie der Basedow darstellt, als eine Thyreotoxikose, als eine Wirkung seitens der Schilddrüse betrachtet. Bei ihm läßt sich nicht ein primärer Reizzustand des Nervensystems annehmen. Es haben die Störungen zweifellos sekundären Charakter. Warum sollte denn bei der großen Verwandtschaft beider Affektionen nicht auch beim Basedow das sekundäre Moment die gleiche Rolle spielen wie dort? Gegen diese Auffassung sprechen eben alle Argumente, die ich weiter oben gegen die Möbiussche Vorstellung angeführt habe, in erster Linie das zeitliche Fehlen des Kropfes vor dem Ausbruch der Krankheit (beim primären Basedow) und die Unmöglichkeit, die gesteigerte Erregbarkeit des beteiligten Nervenapparates, die nur unter dem Einfluß chronischer, nicht aber akuter Mehrleistung der Schilddrüse zustande kommt, zu erklären. Weiterhin auch das Fehlen der Lidsymptome, der schweren psychischen Alterationen usw. bei Kropfherz. Aus dem Vergleich des Kropfherzens mit dem Basedow ergibt sich nur das eine, daß die chronische Wirkung, die ja bei Kropfkardiopathien stets besteht, eine veränderte Anspruchsfähigkeit der Nerven nach der gleichen Richtung wie sie bei Basedow besteht, herbeiführt. Diese Veränderung tritt aber, um das nachdrücklichst zu betonen, nur unter dem Einfluß einer langdauernden Einwirkung des Thyreoidalsekretes, der chronischen Thyreotoxikose, ein. Das Moment chronischer Wirkung fehlt aber beim Basedow, da eben dort die vermeintlichen toxischen Symptome der Schilddrüsenwirkung chronologisch der Struma kaum vorausgehen, der Basedow oft auch stürmisch einsetzt, gleichzeitig mit der Vergrößerung der Schilddrüse und oft auch sehr stark ausgesprochen ist bei nur mäßig großer Struma.

Die Tatsache, daß zwei aus ganz verschiedenen Quellen stammende Momente den gleichen Effekt haben, hat nichts auffälliges an sich, wissen wir doch auch von anderen komplizierten Syndromen, daß ganz verschiedene und an verschiedenen Punkten angreifende Faktoren das gleiche Syndrom auslösen können. Ich erinnere nur an Diabetes mellitus, bzw. an Glukosurie. Zwischen Basedow und Kropfherz dürfte, trotz der in der Neuzeit viel vertretenen gegenteiligen Auffassung, ein fundamenteller Unterschied bestehen, der darin begründet ist, daß dort der Schaden einen tieferen Sitz und eine größere Ausdehnung hat als hier. Kropfherz geht selten in Basedow über. Es fehlt dort eben der erhöhte Nerventonus, der für den Ausbruch des Basedow notwendig ist. Daß allerdings unter Umständen ein Kropfherz in typischen Basedow übergehen kann, spricht nicht gegen diese Annahme, es kann ja auch in einem solchen Nervensystem nebenbei die Grundlage dafür gegeben sein. Der klinischen Vorstellung widerstrebt es aber, und das haben einsichtige Kliniker schon lange hervorgehoben, daß Kropfherz und Basedow bloß ein gradueller Unterschied voneinander trennt. Es haftet letzterem ein Etwas an, das ersterem fehlt, und dieses Etwas ist extrathyreoidal gelegen.

Die entwickelte Auffassung steht im Einklang damit, daß wohl Kardiopathien die Struma begleiten (Kropfherz), und zwar, wie es betont werden muß, viel häufiger als man noch vielfach annimmt, daß aber Basedow in Kropfgegenden eigentlich nur relativ selten hinzutritt, während die reine thyreogene Theorie, welche im Prinzip zwischen Kropfherz und Basedow nur einen quantitativen Unterschied sieht, in Kropfgegenden doch eine hohe Frequenz voraussetzen sollte. Das wird allerdings so erklärt, daß die Schilddrüse wegen der bestehenden Degeneration die anatomischen Veränderungen, wie sie für die Entwicklung des Basedow notwendig sein sollen, nicht durchmachen kann. Das ist aber zunächst nur eine Hypothese — die übrigens selbst von eifrigen Anhängern der thyreogenen Theorie neuerdings als „vollständig unrichtig" bezeichnet wird.

Die vertretene Auffassung stimmt gut dazu, daß anhaltende Zufuhr von Schilddrüsensubstanz an und für sich keinen Basedow erzeugt (wenn die extrathyreoidalen Bedingungen fehlen), ferner, daß es nicht gelungen ist, typische und für Basedow spezifische pathologisch-anatomische Veränderungen in der Schilddrüse nachzuweisen. Denn keine der bisher beobachteten Veränderungen, weder Zylinderzellwucherung, noch Epitheldesquamation, noch Wucherung „polymorpher" Zellen (Alb. Kocher) ist charakteristisch für die Basedowstruma. Sie finden sich auch bei sonst rasch wachsenden Kröpfen und fehlen sehr häufig bei Basedow, und zwar auch in schweren Fällen. Ebensowenig werden Lymphozytenherde in und zwischen den Drüsenläppchen nur bei Basedow gefunden, wenngleich sie dort relativ häufig zu sein scheinen; und wenn sie bestehen, fehlen Beziehungen zwischen ihrer Verbreitung und der Schwere und Dauer der Erkrankung. Die histologischen Befunde am Drüsengewebe stellen jedenfalls nichts konstantes und für die Intensität oder die Dauer der Krankheit Charakteristisches dar. Von irgenwelchen Typen ist keine Rede. Das einzige, was man histologisch bei Basedow findet, ist, worauf Lubarsch[1] und speziell A. Kocher hinweisen, eine stärkere Verflüssigung der mikroskopisch sichtbaren Kolloidmassen, was sich als Folge stärkerer Resorption auslegen läßt. Doch stellt dieser Befund nichts für Basedow typisches dar, er findet sich nicht ausschließlich bei ihm, sondern auch bei anderen, namentlich rasch wachsenden und stark vaskularisierten Strumen. Andererseits fehlt er auch häufig bei Basedow. Außerdem liegt darin keine primäre Veränderung im anatomischen Sinne vor, da es sich doch lediglich um eine passive

[1] O. Lubarsch, Die allgemein-pathologische Bedeutung der Schilddrüse u. Hypophyse. Jahreskurse f. ärztliche Fortbildung 1912, Januarheft, S. 28.

Masse (abgelagertes Sekret) handelt, während wir doch unter anatomisch-ätiologischen Veränderungen solche am Drüsengewebe verstehen. Die Polymorphie der Acini hingegen, auf welche die pathologischen Anatomen immer wieder als einem „spezifischen" Befund hinweisen, dürfte weit eher als sekundäre denn als primäre Erscheinung aufgefaßt werden. Eine prinzipielle und genetische Rolle kann sie schon deshalb nicht beanspruchen, weil sie nicht konstant zu finden ist.

Die histologischen Veränderungen kann man sich so zustande gekommen denken, daß aus der gesteigerten Blutdurchströmung mit der Zeit ein plastischer Reiz hervorgeht. Auch bei kompensatorischer Hyperplasie nach partieller Thyreoidektomie treten Gewebswucherungen auf, ganz wie im ersten Stadium der Struma (Halsted, Marine und Lenhart).

Ebensowenig wie pathologisch-anatomische sind auch chemische Veränderungen gefunden worden. In jüngerer Zeit bemüht sich Alb. Kocher[1] solche in der Basedowstruma nachzuweisen, die den Jodgehalt betreffen sollen, und zwar nach der Seite quantitativer Abweichung. Keiner der von ihm erhobenen Befunde jedoch, weder die Höhe des Gesamtjodgehaltes der Drüsen, noch des Jodgehaltes des Thyreoglobulins, noch die Menge des letzteren oder sein Verhältnis zum zweiten Schilddrüseneiweißkörper, dem Nukleoproteid, usw. stellt etwas Charakteristisches dar. Die gleichen Verhältnisse habe ich auch bei einfachen Nicht-Basedowstrumen gefunden, und wenn man bei Basedowkröpfen auch exzessiv hohe und exzessiv niedrige Jodwerte wahrnimmt, so ist dies gewiß nichts Typisches, sondern es beweist nur, daß große Schwankungen vorkommen. Übrigens sind diese Schwankungen nicht größer als bei anderen Strumen. Die Jodwerte, wie auch die Werte für den Gehalt an Jodthyreoglobulin bzw. jodfreiem Thyreoglobulin und Nukleoproteid hängen ganz davon ab, ob man es mit mehr hyperplastischen oder kolloiden Strumen zu tun hat. Dies sind die erstinstanzlichen Entscheidungsfaktoren. Sie hängen auch von den Ausscheidungsverhältnissen des Sekretes aus der Drüse, dem Austritt aus dem Drüsenkörper, weiterhin von der Geschwindigkeit des Wachstums des Kropfes, eventuellen Degenerationszuständen usw. ab. In all dem zeigt die Basedowstruma nichts konstantes gegenüber Nicht-Basedowkröpfen. Wenn auch mehrfach der Jodgehalt der ersteren bzw. des daraus gewonnenen Jodthyreoglobulins etwas höher ist, als der Durchschnittswert anderer Strumen, so liegt auch darin nichts Charakteristisches. Man findet solche Werte auch bei anderen Kröpfen. Ich

[1] Alb. Kocher, Ergebnisse histologischer und chemischer Untersuchungen von 160 Basedowfällen. Archiv f. klin. Chirurgie, Bd. 92, S. 442 (1910). — Derselbe, Neuere Untersuchungen der Schilddrüse bei Basedow und Hyperthyreoidismus. Ebenda Bd. 95, S. 1007 (1911).

habe in gewöhnlichen Nicht-Basedowstrumen zwischen 0 und 90 mg Jod[1] gefunden. Die A. Kocherschen Werte überschreiten diese Grenze nicht.

Die Angabe dieses Autors, daß das Jod in der Basedowstruma „offenbar nur zum kleinen Teil an Globulin gebunden ist", ist für mich außerordentlich befremdend und steht im Widerspruch zu meinen auf tausende von Schilddrüsen, normalen wie Strumen aller Art, inbegriffen Basedowstrumen, sich erstreckenden Untersuchungen, in welchen allen ich ohne eine einzige Ausnahme sämtliches Jod an Globulin gebunden vorfand. Die Angabe ist jedenfalls so außergewöhnlich, daß der Beweis für den Ausschluß eines Versuchsfehlers verlangt werden muß.

Fassen wir das Fazit aus den bisherigen Betrachtungen zusammen, so gipfelt es darin, daß die rein thyreogene Theorie im Sinne Möbius' nicht befriedigen kann, daß vielmehr etwas extrathyreoidal Gelegenes eine wesentliche Rolle bei der Genese des Basedow spielen muß. Dieses Moment ist allem Anschein nach in einem Reizzustand des Nervensystems zu suchen. Beim sekundären Basedow dürfte der Hyperthyreose eine größere genetische Bedeutung beizumessen sein, insofern die chronische Hyperthyreose das Nervensystem in einen ähnlichen Reizzustand versetzt. Da nun an der Ausbildung des Basedowsyndroms verschiedene Abschnitte des Nervensystems wesentlich beteiligt sind, ist es verständlich, daß verschiedenartige Momente mittelbar zum Basedow führen können. In diesem Sinne ist die Auffassung, daß Basedow nur einen „Symptomenkomplex" darstelle, einigermaßen berechtigt.[2]

Mit der entwickelten Vorstellung lassen sich die in neuerer Zeit vielfach erörterten Beziehungen der Thymus zum Basedow vereinen. Ich will nur kurz darauf eingehen.[3]

Schon seit einer Reihe von Jahren ist anfangs vereinzelten, später immer mehr Autoren aufgefallen, daß sehr häufig abnorm große Thymusreste Basedow begleiteten. Neuere Beobachtungen und statistische Erhebungen haben ergeben, daß dies für einen sehr hohen Prozentsatz aller Basedowfälle (ca. 80%) zutrifft, und daß zu diesen gerade die schweren Fälle gehören. Ja, wenn wir die schweren Fälle für sich allein betrachten, die an der Magnitudo morbi zugrunde gegangen sind, oder unerwarteterweise im Anschluß an eine Kropfoperation oder auch an einem sonstigen chirurgischen Eingriff Exitus machten, so finden wir sogar 100% Thymusträger. Dies weist mit Rücksicht auf die sonst relativ seltene Persistenz größerer Organreste beim Erwachsenen auf

---

[1] Ad. Oswald, Über den Jodgehalt der Schilddrüsen. Zeitschr. f. physiol. Chem., Bd. 23, S. 265 (1897).

[2] Es soll auch bemerkt werden, daß diese Vorstellung mit dem beobachteten Vorkommen von Myxödemsymptomen bei Basedow vereinbar ist.

[3] Eine umfassende Darstellung der Thymusfrage habe ich vor kurzem in der Schweizerischen Rundschau f. Medizin (1912, 12. Okt.) veröffentlicht: Der gegenwärtige Stand der Thymuslehre und ihre Beziehungen zur Pathologie.

eine besondere Bedeutung im Krankheitsbild des Basedow hin. Freilich dürfte diese nicht so aufzufassen sein, wie das auch schon geschehen ist, daß die Thymus direkt genetisch für den Basedow oder einzelne Symptome desselben, z. B. Herzstörungen, in Betracht käme (Hart spricht von „Thymusbasedow"). Auch die bisher vorhandenen tierexperimentellen Beobachtungen sind kaum imstande, einen sicheren Anhaltspunkt dafür abzugeben. Die Beziehungen zwischen Thymus und Schilddrüse dürften vielmehr anderer Art sein. Welcher, ist allerdings noch unklar. Die Meinungen gehen naturgemäß noch auseinander. Die eine halten die Vergrößerung für eine unmittelbare Folge veränderter Schilddrüsensekretion, z. B. als eine regionäre Anschwellung im Sinne einer Lymphdrüsenschwellung bei toxischen Prozessen in der Nachbarschaft, oder aber bedingt durch die Korrelativität beider Organe. Andere glauben, daß gerade die Thymuspersistenz den Boden für die Entwickelung des Basedow abgebe.

Es ließe sich viel für und wider diese Auffassungen aussagen; doch begnüge ich mich damit, sie zu erwähnen. Sie stellen alle zunächst nur Hypothesen dar, für die wir nur unzulängliche Stützen haben. Sicher dürfte sein, daß die Thymus beim Basedow ein aggravierendes Moment für den Krankheitsverlauf darstellt und ihrem Träger, wenn er von Basedow befallen wird, doppelt gefährlich wird. In welcher Weise wir uns das vorstellen können, zeigt sich am ehesten, wenn wir uns an die Auffassung Paltaufs anlehnen. Danach stellt die Thymuspersistenz (im Verein mit einer Hypertrophie des lymphatischen Apparates) den Ausdruck einer Konstitutionsanomalie (Status thymolymphaticus) dar, durch welche der ganze Organismus geschwächt und gegen innere und äußere Beeinflussungen weniger resistenzfähig wird. Worin diese Anomalie besteht, darüber ist allerdings noch nichts näheres bekannt. Hier stehen wir noch vor sehr dunklen und verwickelten Problemen der Biologie. Der Ausgangspunkt positiven Wissens nach dieser Richtung hin muß die Kenntnis der physiologischen Bedeutung der Thymus sein.

Beachtenswert ist die Tatsache, daß, wie Garré gezeigt hat, durch Exstirpation der Thymus Basedow geheilt werden kann, und dies auch in solchen Fällen, wo eine Schilddrüsenoperation mit großer Gefahr verbunden wäre. Das ist wohl so zu deuten, daß dadurch ein potenzierendes schädliches Moment ausgeschaltet wird. Doch sind die späteren Erfolge weniger erfreulich gewesen. Nach der Entfernung der Thymus hat man das Basedowblutbild (gesteigerte Lymphozytose) schwinden sehen.

Es soll am Schlusse dieser Darlegung hervorgehoben werden, daß aus dem hier vertretenen Standpunkt nicht etwa der Schluß gezogen werden darf, daß die Schilddrüsenexstirpation (die partielle natürlich) oder irgendein anderer chirurgischer Eingriff, der die partielle Außerfunktionsetzung der Struma zum Ziel hat, nicht bei Basedow indiziert wäre. Diese Maßnahme ist in sehr viel Fällen gerechtfertigt und findet auch im Lichte der entwickelten Vorstellung eine ausreichende Erklärung. Sie stellt jedoch, wie bemerkt werden muß, die inneren Maßnahmen nicht ganz zur Seite. Über den Wert der Thymektomie lasse ich gern den Chirurgen das Wort.

Ich wende mich der Besprechung des Kropfes zu, einem ebenfalls viel umstrittenen Gebiete der Schilddrüsenpathologie.

Zwei Fragen sind es vor allem, die unser Interesse beanspruchen. Zunächst die: Was ist biologisch unter Kropf zu verstehen? Was bedeutet die Schwellung an und für sich? Und weiter, und in engem Zusammenhang damit: Welches ist die Ursache des Kropfes?

Was die erste Frage anbelangt, so ist folgendes zu sagen. Anatomisch stellt der Kropf zweifellos eine Hypertrophie dar. Hypertrophie bedeutet aber für gewöhnlich Funktionssteigerung, besonders wenn sie mit Vermehrung des „aktiven" Gewebes einhergeht, wie das sowohl bei der hypertrophischen als bei der Kolloidstruma der Fall ist. Nun ist aber bei der Struma das Wesentliche eine Proliferation des Epithels und eine damit Hand in Hand gehende Neubildung von Drüsenbläschen. Eine Wucherung sezernierenden Drüsengewebes erscheint nach unseren pathologisch-anatomischen Anschauungen nicht als der Ausdruck einer Funktionshypertrophie; vielmehr kommt sie den Geschwulstbildungen näher. Halsted[1] und Edmunds[2] und nach ihnen andere haben jedoch gezeigt, daß die kompensatorische Hypertrophie, die bei Tieren nach Entfernung eines Schilddrüsenlappens in dem restierenden anderen Lappen sich auszubilden pflegt, und die wir als reine Funktionshypertrophie des zurückbleibenden Drüsenteils anzusehen haben, ebenfalls unter Proliferation des Epithels erfolgt, ganz wie man sie bei der Struma trifft. Wir haben demnach das Recht, die Struma tatsächlich als eine in Funktionshypertrophie, d. h. in vermehrter Tätigkeit befindliche Schilddrüse anzusehen.

Die biologische Bedeutung des Kropfes wird uns erst verständlich werden, wenn wir dereinst mit der Beschaffenheit des kropferzeugenden Agens bekannt sein werden. Bis in die jüngste Zeit hinein hat man so ziemlich allgemein angenommen, daß es im Wasser zu suchen sei, da die Entstehung des Kropfes auch nach neueren Beobachtungen an den Genuß bestimmter Wässer gebunden zu sein schien. Man sprach und spricht noch von Kropfwasser, Kropfbrunnen usw. Freilich haben sich schon immer Stimmen erhoben, die die Existenz von Kropfwässern in

[1] Halsted, Med. Record New-York, Bd. 34, S. 368 (1888).
[2] Edmunds, The Lancet, 11., 18. u. 25. Mai 1901.

Frage zogen, sei es, daß viele Wässer, die den Ruf haben, kropferzeugend zu wirken, bei näherer Prüfung es nicht tun, sei es, daß mancherorts die Verbreitung des Kropfes sich mit der Verteilung des Trinkwassers nicht deckt. Diese Stimmen blieben aber vereinzelt. Die Vorstellung, daß im Wasser das strumigene Agens sich befinde, schien auch durch das Experiment der künstlichen Erzeugung des Kropfes bei Tieren gesichert, die E. Bircher[1] bei gewissen Tierarten (Hunden, weißen Ratten, Affen) in prägnanter Weise gelungen ist. Nach der verbreitetsten Anschauung sollte die geologische Beschaffenheit des Bodens, mit dem das Trinkwasser in Berührung kommt, für die Entstehung des Kropfes von wesentlicher Bedeutung sein, derart, daß auf gewissen Bodenformationen Kropfendemie vorkäme, auf anderen dagegen nicht. H. Bircher, der diese Theorie am solidesten stützte, spezifizierte sogar die Formationen, auf denen Kropf vorkäme. Das sollte nach ihm der Fall sein für die marinen Ablagerungen, während das krystallinische Urgebirge, die Jura- und Kreideformationen, davon frei wären. Seine Theorie wurde von verschiedenen anderen Forschern mit mehr oder weniger Erfolg auf andere Länder übertragen. Dabei erklärte man sich den näheren Vorgang so, daß der Boden entweder an das Wasser ein gewisses Kontagium oder aber wenigstens irgendwelche Bestandteile abgäbe, die der Entwickelung eines Kontagiums förderlich wären. Irgendwelche Mikroorganismen, die zur Strumabildung tatsächlich in ätiologische Beziehung gebracht werden könnten, sind jedoch trotz vielfachen Suchens nicht aufgefunden worden. Auch die mit dem ganzen Rüstzeug moderner Untersuchungsmethodik angestellten bakteriologischen und serologischen Untersuchungen Kolles[2] sind nach dieser Richtung ergebnislos geblieben. E. Bircher nimmt daher an, daß nicht ein lebendes Kontagium, sondern ein an gewisse Bodenformationen gebundenes „Toxinkolloid", das durch das Wasser dem Gestein entzogen wurde, der Urheber der Struma sei. Maßgebend für ihn war dabei sein Befund, daß der fragliche Kropferreger auch die feinsten Poren (Berckefeldfilter) passiere und daß er durch solche Beeinflussungen zerstört werde, die kolloidale Lösungen zu verändern imstande sind (Erhitzen auf 80°, Schütteln usw.). Der Begriff eines Kolloids ist jedoch sehr vag, und will man sich etwas Näheres darunter vorstellen, so gelangt man unwillkürlich zur Ansicht, es handle sich um ein Bakterienprodukt; denn für die Annahme eines kolloidalen anorganischen Agens als Ursache einer Erkrankung fehlt bisher jede Analogie. Auch dürfte sie die Spezifität nicht erklären. Für die Annahme eines anderen Lebewesens dahingegen fehlen Anhaltspunkte.

[1] E. Bircher, Zur experimentellen Erzeugung der Struma usw. Deutsche Zeitschr. f. Chirurgie, Bd. 103, S. 276 (1910).

[2] Kolle, Korrespondenzblatt f. Schweiz. Ärzte. Jahrg. 1909, S. 577.

Die Infektiosität des Wassers als tatsächlich bestehend vorausgesetzt, müssen wir sonach immer noch als das Wahrscheinlichste das Vorkommen eines lebenden Kontagiums annehmen, und wenn desgleichen der Einfluß des Bodens anerkannt werden muß, so dürfte das nur in dem früheren Sinne ausgelegt werden, daß der Boden die Bedingungen abgebe für die Existenz des fraglichen Organismus. Das eben erwähnte negative Resultat aller mikrobiologischen Untersuchungen kann ernstlich nicht als ein Beweis gegen die Existenz eines lebenden Kontagiums aufgefaßt werden, sondern wir können höchstens daraus entnehmen, daß es kein Infektionserreger schon bekannter Art ist. Es gibt ja auch noch manche andere Infektionskrankheit, deren Erreger bisher aller Nachforschung getrotzt haben. Das lange Nichtfinden der Spirochaete luis wird uns stets ein warnendes Beispiel dafür sein, wie sehr man sich vor voreiligen Schlüssen hüten soll.

Die aus dem bisherigen Stande der Forschung sich ergebenden Schwierigkeiten sind jedoch durch neuere Untersuchungen teilweise behoben worden. Diese haben zunächst ergeben, daß die geologische Bodenbeschaffenheit tatsächlich nicht die Bedeutung hat, die ihr früher zuerkannt wurde, ja daß sie nicht einmal ausschlagebend ist für das Vorkommen einer Kropfendemie. So hat Hesse[1] für Sachsen zeigen können, daß die gleichen Formationen, die Bircher in der Schweiz als von Kropfendemie frei gefunden hat (Eruptiv- und Urgestein), dort damit behaftet sind, und solche, auf denen in der Schweiz Kropf vorkommt, in Sachsen außerordentlich kropfarm sind (altpaläozoische Sedimentgesteine). Das gleiche (Befallensein der Ur- und Eruptivgesteine) haben Schittenhelm und Weichhardt[2] für Bayern gefunden. Auch dort sind ausgesprochene Kropfzentren auf Eruptiv- und Urgestein, und außerdem hat sich dort ergeben, daß die gleiche Bodenformation an einem Orte kropffrei und unweit davon mit Kropf behaftet ist. Befallensein von Eruptiv- und Urformationen hat auch Taussig[3] für Bosnien dargetan. Besonders deutlich zeigt sich die Unhaltbarkeit der hydrotellurischen Theorie, so wie sie Bircher begründet hat, aus den sorgfältigen und minutiösen Untersuchungen Dieterles, Hirschfelds und Klingers[4], die vor denen aller anderen Untersucher den großen Vorzug haben, einmal, daß sie sich auf die gesamte Bevölkerung der

---

[1] E. Hesse, Die Verbreitung des Kropfes im Königreich Sachsen mit besonderer Berücksichtigung der geologischen Verhältnisse. Arch. f. klin. Med., Bd. 102, S. 217 (1911).

[2] Schittenhelm u. Weichardt, Der endemische Kropf. Berlin 1912.

[3] S. Taussig, Kropf und Kretinismus. Jena, G. Fischer, 1912.

[4] Dieterle, Hirschfeld und Klinger, Studien über den endemischen Kropf. Münch. med. Wochenschr. 1913, Nr. 33. — Dieselben, Epidemiologische Untersuchungen über den endemischen Kropf. Arch. f. Hygiene, Bd. 81, S. 128 (1913).

untersuchten Gegenden erstrecken (nicht nur auf Militärpflichtige oder Schulkinder usw.), und weiterhin, daß alle Erhebungen von den Autoren persönlich angestellt worden sind, somit nach gleichem Maßstab vorgenommen wurden. Ihre Beobachtungen erstrecken sich naturgemäß nur auf einen kleinen Bezirk, doch auf solche Ortschaften, die sich auf geologisch ganz verschiedenem Boden befinden, speziell auf den nach Bircher so verschieden behafteten Trias- und Juraformationen. Nach den drei erwähnten Forschern kommt die Kropfendemie auf beiden Formationen, bzw. in Gegenden, die das Trinkwasser aus beiden Erdschichten beziehen, gleichstark vor, während Ortschaften, die geologisch gleichartiges Wasser benutzen, sehr verschieden stark verseucht sein können.

Die neueren Tatsachen, die Bircher als zugunsten der „geologischen Wasserhypothese" anführt, nämlich die Erfahrung, daß die Häufigkeit des Kropfes in verschiedenen Ortschaften abgenommen habe, seitdem sie Wasser aus angeblich kropffreien Formationen (Jura) beziehen, besteht nach Dieterle, Hirschfeld und Klinger nicht zu Recht, insofern nach fachmännisch ausgeführter geologischer Untersuchung der Quellen tatsächlich kein geologisch anderes Wasser zugeleitet wurde oder die Kropfendemie nicht abgenommen hat. Diese „klassischen" Beispiele der geologischen Wassertheorie haben somit ihre Beweiskraft verloren. Damit ist sie aller ihrer Stützen beraubt.

Gleichzeitig wie sie diese negativen Resultate lieferten, haben die neueren Untersuchungen Tatsachen zutage gefördert, die ein ganz neues Licht auf die Kropfgenese werfen und zu einer Ansicht führen, welche weit mehr als alle früheren Theorien befriedigen. Sie haben dargetan, daß das Trinkwasser nicht eine so entscheidende Rolle spielt, wie früher angenommen wurde, sondern daß in erster Linie ganz andere Faktoren maßgebend sind.

Wenn man nicht, wie das früher so ziemlich allgemein üblich war, an der Hand von Massenfeststellungen die Kropfverbreitung studiert, sondern in den verschiedenen Gegenden häuser- und familienweise vorgeht, so gewahrt man, daß der Kropf im Endemiegebiet nicht gleichmäßig verbreitet ist, sondern man findet exquisite Kropffamilien, d. h. solche, in denen mehrere oder alle Mitglieder klinisch deutlich wahrnehmbaren Kropf haben, während benachbarte Familien keinen Kropf erkennen lassen. Dabei genießen alle Bewohner das gleiche Trinkwasser. Die Untersuchungsergebnisse sind namentlich eindeutig in kleinen Ortschaften (Dörfer) mit stabiler Bevölkerung. Nicht also das Wasser kann ursächlich in Betracht kommen, sondern in erster Linie das Milieu, in dem es genossen wird. An das Milieu, das Haus, die Wohnung scheint der Kropf gebunden zu sein. Die ersten in diesem Sinne lautenden Beobachtungen stammen von Kutschera[1], der seine Untersuchungen in Steiermark und im Tirol angestellt hat. Kutschera konnte auch nachweisen, daß der Kropf mitunter durch ein neues Familienglied (Heirat) in die Familie importiert wurde und in der Folge zum Ausgangspunkt für weitere Kropfbildung wurde. Dabei kam es nicht, wie man vermuten könnte, auf Heredität an, derart, daß es das eine der Eltern war, welches die Struma auf die Kinder übertrug, denn andere Male war es ein zugewanderter fremder Hausgenosse, der der Ausgangspunkt der Familienendemie war. Auch nichtverwandte Wohnungsgenossen leiden gleichermaßen an dem Übel.

In Übereinstimmung mit diesen Beobachtungen führt Taussig an, daß die aus kropffreier Gegend stammenden Soldaten und Offiziere der ihm sanitarisch unterstellten Garnison Srebrenica in Bosnien, sowie auch eingewanderte Beamte daselbst Kropf nie bekommen hätten, trotzdem die Ortschaft mitten in einem Kropfherd lag und die Eingeborenen zu 30% affiziert waren. Das Trinkwasser, welches alle genossen, entsprang demselben Quellgebiet, welches die Wasserleitungen der übrigen Bevölkerung versorgt. Auch betont er, daß er mitten im Endemiegebiet verschiedene eng umschriebene von Kropf verschonte Orte oder Ortsteile beobachtete habe.

Ganz in dem erwähnten Sinne sprechen die sehr sorgfältigen Untersuchungen der schon genannten Forscher Dieterle, Hirschfeld und Klinger. Auch sie stellten fest, bei Erhebungen, die sich auf 14 Dörfer des Kantons Aargau erstrecken, daß unter der Bevölkerung einer Ortschaft der (klinisch nachweisbare) Kropf nie gleichmäßig verteilt ist, sondern sich auf einzelne Häuser und Familien beschränkt, während andere davon verschont sind.[2] Und dies trotzdem das ganze Dorf oder wenigstens einzelne Dorfteile das gleiche Trinkwasser genießen. Sie betonen, gleich Kutschera, daß oft nachgewiesen werden kann, daß der Kropf von auswärts in eine Familie eingeschleppt wurde, z. B. durch Heirat oder dadurch, daß sich ein Familienmitglied eine Struma durch längeren Aufenthalt in der Fremde geholt hatte. Weiterhin machen sie darauf aufmerksam, daß benachbarte Ortschaften, die miteinander viel im Verkehr stehen, einen annähernd gleichen Prozentsatz Kropfiger haben, während andere ebenso sehr benachbarte, aber infolge ihrer geographischen Lage (z. B. Trennung durch eine Bergkette) miteinander

[1] Kutschera, Der endemische Kretinismus, seine Ursachen und seine Behandlung. Das Österreichische Sanitätswesen 1911, Beilage zu Nr. 7. — Derselbe, Die Ätiologie des Kropfes und der Kretinismus. Der Amtsarzt 1911, Nr. 12. — Derselbe, Gegen die Wasserätiologie des Kropfes und des Kretinismus. Münch. med. Wochenschr. 1913, Nr. 8.

[2] Inwiefern man von ganz kropffreien Menschen reden kann, davon siehe weiter unten.

nicht viel im Verkehr stehende einen ganz verschiedenen Prozentsatz haben können.

Aus allen diesen Beobachtungen müssen wir entnehmen, daß die Ursache des Kropfes nicht in den Wasserverhältnissen zu suchen ist, sondern, daß vor allem die Wohnungsgemeinschaft und der persönliche Verkehr das Hauptmoment für die Übertragung des Kropfes abgibt. Damit wäre gesagt, daß es sich um eine Infektion (durch Kontakt?) handle.

Fragen wir uns nun weiterhin, was die Verbreitung der Struma begünstigt, so scheinen es in erster Linie schlechte allgemeine hygienische Verhältnisse zu sein. Aus seinem Erfahrungskreis entnimmt Kutschera, daß es abgeschlossene, dem Verkehr wenig zugängliche Orte mit seßhafter, an alten Sitten und Gebräuchen hängender Bevölkerung es sind, wo Kropf vorwiegend vorkommt. Schon ältere Autoren haben vielfach den Einfluß dunkler, schattiger Wohnungen betont. Auch die Jüngsten auf diesem Gebiet, Dieterle, Hirschfeld und Klinger, sind der Ansicht, daß die hygienischen Verhältnisse die Hauptrolle spielen. Die Abnahme einer Endemie, die man oft bei Herstellung einer neuen Wasserleitung eintreten sieht, ist danach weit eher auf die damit zusammenhängende Assanierung des Ortes zurückzuführen, als auf die spezielle Qualität des neuen Wassers. Das läßt sich mit der Auffassung des Kropfes als einer Infektionskrankheit ohne weiteres in Einklang bringen. Auch das gelegentlich schon häufig beobachtete epidemische Auftreten von Strumen in Kasernen, Internaten usw. steht hiermit im Einklang, während sie durch die Trinkwassertheorie keine Erklärung fand, da es oft nur einen Hausflügel, häufig nur ein Stockwerk befiel, während die Insassen des ganzen Hauses das gleiche Wasser tranken.

Wenn nun aber, wie eben erwähnt, die hygienischen Verhältnisse so sehr maßgebend sind, in der Weise, daß schlechte Verhältnisse der Verbreitung und Existenz des Kontagiums Vorschub leisten, so fragt es sich, warum denn der Kropf noch so sehr verbreitet ist in unseren Städten, die doch in hygienischer Hinsicht den Städten kropffreier Gegenden in nichts nachstehen. Denn tatsächlich ist der Kropf weit häufiger bei uns, als noch allgemein angenommen wird. Alle Statistiken über die Verbreitung des Kropfes sind an Lebenden gemacht, und das Vorkommen oder Fehlen der Struma durch Inspektion oder Palpation festgestellt. Präpariert man aber die Schilddrüse post mortem und bestimmt ihr Gewicht, so findet man in einem sehr hohen Prozentsatz der Untersuchungen ein höheres Gewicht als in kropffreien Gegenden. In den Handbüchern liest man, daß das Gewicht der Schilddrüse beim erwachsenen Menschen rund 22—25 g betrage. Nach anderen Autoren kann es bis auf 35 g steigen. Ein Gewicht über 50 g wird aber bereits als der Ausdruck einer kropfigen Vergrößerung betrachtet. Ich habe nun schon vor Jahren[1] das Gewicht von ca. 200 Schilddrüsen aus den verschiedensten Gegenden der Schweiz bestimmt.[2] Unter allen diesen Drüsen waren 73% schwerer als 50 g, 60% schwerer als 60 g und 84% schwerer als 40 g, also 84% übertreffen den oberen Wert des Gewichts der kropffreien Gegenden. Berechnet man hingegen, wie viele den für manche kropffreie Gegenden angegebenen tieferen Wert von 25 g nicht übertreffen, so sind es deren nur 5%, und erkundigt man sich dann über die Herkunft der Träger dieser Drüsen, so sind es zumeist relativ kurze Zeit vor dem Exitus aus kropffreier Gegend Zugewanderte. Das will also soviel sagen, als daß in der untersuchten Gegend so gut wie jeder ständige Bewohner eine größere Schilddrüse hat, als sie in kropffreier Gegend zu sein pflegt.

Andere Werte ergeben sich aus den Ziffern, die Aeschbacher[3] erhalten hat bei Gewichtsbestimmungen von Schilddrüsen aus dem Spital in La Chaux-de-Fonds (im Jura). Er fand bloß 17% schwerer als 50 g, 5% schwerer als 60 g und 40% schwerer als 40 g. 60% übertrafen 35 g nicht und 17% sogar 25 g nicht. Jene Gegend ist aber mit der übrigen Schweiz nicht unter eine Rubrik zu bringen. Sie steht an der Grenze der Kropfendemie.

Die Erkenntnis der großen Verbreitung mäßig vergrößerter, klinisch schlechtweg nicht als „Kropf" bezeichneter Schilddrüsen innerhalb des Kropfgebietes muß bei der Beurteilung einer Endemie und überhaupt der Kropfursache ernstlich berücksichtigt werden. Sie zeigt, daß der Kropf innerhalb einer Endemie tatsächlich weit verbreiteter ist, als man gemeiniglich annimmt.[4] Sie zeigt aber auch, daß man auf Untersuchungen am lebenden Menschen kein richtiges Urteil bauen kann; man bekommt höchstens Minimalwerte, da kleinere Vergrößerungen — die aber zweifellos schon der Ausdruck der Kropfkrankheit sind — nicht mit Sicherheit diagnostiziert werden können. Die Werte besitzen nur relativen Wert zur Feststellung von Intensitätsunterschieden innerhalb des Endemiegebietes.

Mit den oben angegebenen Zahlen über die Verbreitung des Kropfes innerhalb der Kropfendemie der Schweiz stimmt die Tatsache überein, daß die für die Struma charakteristischen histologischen Merkmale (Epithelwucherung und -desquamation, arteriosklerotische Veränderungen, das Vorkommen großer, chromatinreicher Zellkerne) auch in der großen Mehrzahl aller Schilddrüsen vorzukommen pflegen.[5] Die ersten Anfänge der strumösen

---

[1] Hoppe-Seylers Zeitschr. Bd. 23, S. 265 (1897).

[2] Die Drüsen stammten aus den pathologisch-anatomischen Instituten in Genf, Lausanne, Bern, Basel und Zürich und aus dem Kantonsspital in Aarau, wo sie wahllos (bei Sektionen) gesammelt wurden. Es wurden meist die Drüsen aller während einer Anzahl von Wochen zur Sektion gelangten Leichen verwendet.

[3] Siehe S. 19.

[4] Ich bin damit beschäftigt, die Statistik für die Schweiz auf eine breitere Basis zu stellen.

[5] C. Wegelin, Zur Histogenese des endemischen Kropfes. Korrespondenzblatt f. Schweiz. Ärzte 1912, Nr. 9.

Entartung sind also innerhalb der Kropfterritorien in weitaus der Mehrzahl aller Drüsen zu finden.

Ich kehre nun zu dem Einwand zurück, warum denn trotz guter hygienischer Verhältnisse auch in unseren Städten die Zahl der Kropfigen eine so große ist. Auch unter der gutsituierten, in besten hygienischen Verhältnissen lebenden Bevölkerung dürfte sie die gleiche sein, wie bei den ärmeren Klassen. Die richtige Antwort wird wohl die sein, daß es schwer hält, einem Kontagium beizukommen, das man noch nicht kennt und von dem man noch nicht weiß, wo es zu suchen ist. Spätere genauere Erhebungen werden zeigen, ob die Endemie mit der immer fortschreitenden Assanierung der Städte in Abnahme begriffen ist.

Im Einklang mit den Beobachtungen am Menschen über die Kropfgenese stehen die Resultate der Tierversuche. Aus den Tränkungsversuchen E. Birchers[1] schien hervorzugehen, daß das Wasser das Vehikel des Kropferregers sei, indem es ihm gelang, in Aarau Tiere (Hunde, Ratten, Affen), die mit „Kropfwasser" getränkt wurden, kropfig zu machen, während solche, die anderes Wasser erhielten, kropffrei blieben. Die Nachprüfungen seiner Versuche an anderen Orten haben aber anders lautende Resultate gezeitigt. Die Erzeugung des Kropfes mit Wasser aus stark behafteter Endemie in minder stark affizierter Gegend gelang wohl in einigen Fällen, in den meisten aber nicht.[2] E. Bircher glaubte, das mit einer Veränderung des Wassers und einer Zerstörung des Erregers durch den Transport erklären zu dürfen. Nach den bereits angeführten Beobachtungen am Menschen liegt es aber weit näher, den negativen Ausfall auf den Wegfall einer Infektion durch das Milieu im oben genannten Sinne zurückzuführen, da es kaum annehmbar ist, daß ein bakterielles Produkt durch einen kurzen, nur wenige Stunden in Anspruch nehmenden Transport seine infizierende Kraft verliere. Das ist auch dann nicht anzunehmen, wenn es sich um lebende Mikroorganismen handelt; noch weit weniger, wenn Bakterienprodukte („Toxine") vorliegen sollten.

Freilich ist, wie erwähnt, in verschiedenen Fällen eine Kropferzeugung mit „Kropfwasser" gelungen. Dem ist aber entgegenzuhalten, daß sie nicht in kropffreiem Milieu angestellt worden ist. Das gilt weder für die Versuche in Basel, noch in Zürich. Wenn z. B. Hirschfeld und Klinger[3] aus ihren Versuchen in Zürich entnehmen, daß es ihnen gelungen sei, „in sicher kropffreiem Milieu Kropf zu erzeugen", so ist das

---

[1] Siehe Anm. 1, S. 68.

[2] Schlagenhaufer und Wagner v. Jauregg, Beiträge zur Ätiologie und Pathologie des endemischen Kretinismus. Leipzig u. Wien 1910. — Vannod, Les eaux goîtreuses. Annales de la société suisse de balnéologie VII, S. 32 (1910). — Hirschfeld und Klinger, Studien über den endemischen Kropf. II. Experim. Teil. Münch. med. Wochenschr. 1913, Nr. 33.

[3] Siehe Anm. 2.

mit Skepsis aufzunehmen, da auch in Zürich $^5/_6$ aller Bewohner eine zu große Schilddrüse haben. Außerdem führen die Autoren an, daß sie einige Male kropfige Tiere in der gleichen Kiste (es handelt sich um Ratten) gehalten haben wie die Versuchstiere, womit sie selbst die Möglichkeit einer direkten Übertragung (Kontakt) zugeben. Man hat das Postulat aufgestellt, daß man, um zu beweisen, daß das Wasser das kropferzeugende Agens enthalte, Versuche an kropffreiem Ort mit einem Tier aus kropffreier Gegend, von kropffreier Aszendenz anstellen müsse. Diese Forderung ist zweifellos gerechtfertigt. Nur wenn die Erzeugung unter diesen Kautelen gelingt und jeder andere Übertragungsmodus ausgeschlossen ist, werden wir uns zur Übertragungsfähigkeit des Wassers bekennen müssen. Vor der Hand haben solche Versuche nur negative Resultate gehabt. Auch das Gegenstück hierzu ist im gleichen Sinne ausgefallen. Grassi und Munaron[1] haben Hunde aus kropffreier Gegend mit kropffreier Aszendenz in einem Kropfgebiet (Aostatal) mit gekochtem Wasser getränkt, und danach bei allen Strumabildung beobachtet. Ebenso sind zwei von diesen Hündinnen geworfene Junge, welche nur gekochte Nahrung und gekochtes Wasser erhielten, im Laufe von 4 Monaten kropfig geworden. Desgleichen haben Hirschfeld und Klinger bei Ratten, die in einer Kropfgegend (Kanton Aargau) gehalten wurden und mit gekochtem Wasser getränkt wurden, Kropf bekommen. Und das gleiche konstatierten Landsteiner, Schlagenhaufer und Wagner v. Jauregg bei Ratten, die in dem kropfverseuchten Steiermark gehalten wurden und ausschließlich mit gekochtem Wasser getränkt wurden. Die Autoren betonen, daß die Effekte nicht hinter jenen zurückblieben, die bei Tränkung mit ungekochtem Wasser erreicht wurden. Damit dürfte wohl genügend erwiesen sein, daß nicht im Wasser der Erreger zu suchen ist; man müßte denn ein hitzebeständiges Kontagium annehmen, das jedoch ernster Kritik nicht standhält. Auch hier ist also der Beweis geliefert, daß das Milieu maßgebend ist. Was nun dabei in Frage kommt, darüber läßt sich noch nichts aussagen. Zu erwähnen ist, daß Grassi und Munaron abgeschabtes Material aus der Schilddrüse eines der oben genannten, im Aostatale kropfig gewordenen Hunde in die Schilddrüse junger Hunde einimpften, aber dadurch keine Kropfbildung erzielen konnten. Eine Übertragung von der Schilddrüse aus ist also nicht zu erreichen. Von besonderem Interesse ist, daß Kretine das Virus zu beherbergen scheinen. Kutschera[2] berichtet von jungen Hunden, die nacheinander in der mit schmutzigen Hadern bedeckten Lagerstätte einer Kretine gehalten wurden und jeweilen nach wenigen

[1] Rendiconti della reale academia dei Lincei, Bd. 12 (1903).

[2] Ad. Kutschera, Die Übertragung des Kretinismus vom Menschen auf das Tier. Wiener klin. Wochenschr. 1910, Nr. 45.

Monaten einen Kropf bekamen. Wir werden hierauf weiter unten bei der Besprechung des Kretinismus zurückzukommen haben.

Mit der Aufklärung der Natur des kropferzeugenden Agens ist die Frage eng verbunden, in welcher Weise der betreffende Stoff die Schilddrüse zur Wucherung bringt. Damit kommen wir zur Frage: Was ist das Wesen des Kropfes? Hierüber läßt sich zunächst so gut wie nichts aussagen. Das kropferzeugende Agens kann direkt elektiv auf die Schilddrüse einwirken und daselbst einen Reiz zur Epithelwucherung auslösen, dadurch, daß es lokal wirkt, wie das bei der Chagaskrankheit der Fall ist. Es kann aber auch die Reizwirkung eine indirekte sein, indem sie sich bloß auf die Funktion erstreckt, dergestalt, daß das fragliche Agens irgendwelche Vorgänge im Organismus so beeinflußt, daß die Prozesse, auf welche die Schilddrüsentätigkeit eingestellt ist, gesteigert werden, wodurch sie dann zur Hypertrophie veranlaßt würde. Welcher dieser beiden Modi tatsächlich besteht, wissen wir nicht. Es wäre vorläufig müßig, Betrachtungen hierüber anzustellen.

Nach dem weiter oben Gesagten hätten wir uns den Kropf als den Ausdruck einer in gesteigerter Tätigkeit befindlichen Drüse vorzustellen, gewissermaßen als eine Hyperthyreodie. In der Tat begegnet man unter Umständen thyreotoxischen Symptomen bei Kropf. Es ist schon weiter oben darauf aufmerksam gemacht worden, daß Hyperthyreoidismus nach Jodgebrauch vorwiegend bei Kropfigen auftritt. Die leichte Empfindlichkeit gegen das Schilddrüsensekret deutet darauf hin, daß das Nervensystem durch die chronische Wirkung des im Übermaß gelieferten Sekretes in einen Reizzustand versetzt worden ist, gemäß meiner Darstellung bei der Diskussion des sekundären Basedow. Thyreotoxikosen leichten Grades findet man nicht selten bei beginnendem Kropf im jugendlichen Alter, zur Pubertätszeit usw. Obschon auch hier wohl mit einer Prädisposition im Nervensystem zu rechnen ist, einem gewissen „Schwächezustand", so deutet doch wohl das oft mit dem Auftreten der Struma zusammenfallende oder ihr bald folgende Einsetzen der nervösen (toxischen) Erscheinungen auf eine Steigerung der Sekretionstätigkeit der Schilddrüse hin. Auch das Kropfherz im Sinne Kraus', die thyreotoxische oder thyreogene Kardiopathie, deutet auf eine chronische Mehrleistung der Schilddrüse hin. Die dasselbe charakterisierenden Symptome: Tachykardie, Herzklopfen, mitunter Pulsirregularität, bei langer Dauer Herzatrophie bzw. Vergrößerung des Herzschattens, Zittern der oberen Extremität und Schweiß, erinnern so sehr an das Bild des Hyperthyreoidismus, daß wohl an einem Zusammenhang mit der Schilddrüse und an einer thyreogenen Entstehung des Krankheitsbildes nicht gezweifelt werden kann. Das Kropfherz ist dem sekundären Basedow nahe zu stellen. Wir haben

Grund, es als den Ausdruck chronischen Hyperthyreoidismus aufzufassen. So wenig aber Hyperthyreoidismus, gemäß meinen Ausführungen, an und für sich Basedow bedeutet, so wenig, scheint mir, dürfen wir im Kropfherz einen graduell milderen Basedow oder Übergangsformen zu demselben, einen „Pseudobasedow", erblicken. Das Wesen des Kropfherzens ist wohl eher in der chronischen Schädigung des Nervensystems, speziell des autonomen und sympathischen, zu suchen, das in veränderter Weise anspricht und dadurch die Grundlage für die funktionellen und späteren organischen Herzstörungen abgibt. Außerdem ist nicht ausgeschlossen, daß prädisponierende Momente im Nervensystem, eine von vornherein bestehende stärkere Anspruchsfähigkeit der in Betracht kommenden Nerven wesentlich mitwirken. Kropfherzen bekommen nicht alle Kropfträger, auch nicht alle Träger großer Kröpfe, sondern nur ein relativ geringer Teil davon. Die Auffassung E. Birchers, wonach das Kropfherz direkt auf die strumigene Noxe zurückzuführen sei, weil er bei thyreopriven Hunden nach Tränkung mit „Kropfwasser" Schädigung des Herzens beobachtet habe, dürfte als weiterer Bestätigung bedürftig erscheinen.

Nicht jede Struma ist als eine dem Organismus mehr Sekret liefernde Drüse aufzufassen. Der Kolloidkropf weist auf eine Sekretretention hin, und gar bindegewebig durchwucherte und zystische Strumen sind wohl kaum imstande, die Bedingungen für vermehrte Sekretbildung und -abfluß zu erfüllen. Hier dürfte weit eher eine Unterfunktion die Folge sein. Tatsächlich begegnet man auch Strumen, deren Träger leichte Grade von Hypothyreoidismus zeigen, die bei Thyreoidalmedikation dann schwinden. In anderen Fällen hinwiederum begegnet man überhaupt keinen Begleiterscheinungen.

Die Entscheidung, ob eine Struma Erscheinungen nach der Richtung einer Mehr- oder nach der einer Minderleistung macht, hängt von sekundären, zum Teil extrathyreoidalen Momenten ab. Es ist daher nicht gerechtfertigt, die klinisch sich verschieden verhaltenden Formen, wie es Blauel[1] will, genetisch voneinander zu trennen. Denn abgesehen davon, daß einerseits Hypothyreose durch sekundäre anatomische Momente (Kolloidstauung, Bindegewebswucherung usw.) bedingt ist, hängt andererseits die Ausbildung des Hyperthyreoidismus bzw. des Kropfherzens davon ab, ob das Nervensystem auf den vermehrten Reiz auch stärker anspricht, ob es sich durch ihn schädigen läßt. Nicht jeder chronische Reiz braucht eine Schädigung herbeizuführen, sondern dieser stellt sich bei dem Schwächeren eher ein als bei dem Widerstandsfähigeren. Wenn ein krankmachendes Agens das eine Mal eine Er-

[1] Blauel, Zur Ätiologie des Kropfes. Münch. med. Wochenschr. 1910, Nr. 1.

krankung hervorruft, das andere Mal dagegen nicht, so wird man nicht auf zwei differente Ursachen schließen, sondern darauf, daß das eine Mal die übrigen Bedingungen zur Entwickelung der Erkrankung gegeben sind, das andere Mal nicht. Man wird also für die verschiedenen klinischen Strumenformen ruhig die gleiche Ursache annehmen dürfen.

Welches die näheren Bedingungen sind, warum es das eine Mal zu einer mehr hyperplastischen, das andere Mal zu einer Kolloidstruma kommt, d. h. worauf die Sekretretention beruht, die zur Kolloidstruma führt, wissen wir noch nicht. Bei älteren Strumen ist zweifellos das Kolloid eingedickt. Ob nun die Eindickung die Ursache der Stauung ist, etwa in dem Sinne, daß erhöhte Viskosität den Abfluß behindere, bleibt jedenfalls fraglich. Es könnte selbstverständlich auch das Umgekehrte der Fall sein, daß aus dem stagnierenden Sekret allmählich das Wasser resorbiert werde, wie man das vielfach bei nicht abfließenden Massen beobachtet. Diese letztere Alternative ist sogar wahrscheinlicher als die erstere. Warum aber das Sekret nicht abfließt, darüber werden wir erst ins Klare kommen, wenn wir über den Ausscheidungsmodus des Bläscheninhaltes, d. h. über die Art seines Überganges in Lymphe und Blut, genauer orientiert sein werden. Kolloidstruma bedeutet aber nicht ohne weiteres, daß weniger Sekret die Drüse verlasse. Ebensowenig wissen wir, was wir unter der rein hyperplastischen Struma, die wenig oder gar kein Kolloid enthält, nach dieser Richtung vorzustellen haben: es kann sich bloß um vermehrten Abfluß handeln, wie auch um verminderte Bildung. Freilich dürfte ersteres das Wahrscheinlichere sein.

Eine vermehrte Sekretbildung braucht nicht die Ursache der Anschoppung in der Kolloidstruma zu sein; denn wenn auch die Produktion vermehrt ist, so lange der Abfluß glatt vonstatten geht, wird keine Retention erfolgen. Es ist vielmehr zu erwarten, daß es am Abfluß fehle. Freilich auf eine Mehrproduktion scheint der verminderte Jodgehalt des Thyreoglobulins aus Kolloiddrüsen hinzuweisen. Denkbar ist es, daß die Resorption des Drüsensekretes in der Struma unter der Epithelwucherung Not leide. Das stimmte mit der Tatsache überein, daß die hyperplastischen Wucherungen das Primäre, die Kolloidansammlung dagegen das Sekundäre sind. (Übereinstimmend wird von neueren Autoren [Isenschmid, Sanderson und Clerc[1]] angegeben, daß die Lymphgefäße der Thyreoidea in Drüsen aus Kropfgegenden viel seltener und spärlicher Kolloid enthalten, als in solchen aus von Kropf verschonten Territorien. Das bedeutet, unter Vorbehalt des über das färberisch-histologische Verhalten des Kolloids weiter oben Gesagten, eine funktionelle Unterwertigkeit.)

---

[1] Vgl. C. Wegelin. Siehe Anm. 5, S. 73.

Nun komme ich auf eine mit der Struma eng verbundene Krankheit zu sprechen: den endemischen Kretinismus. Daß diese Erkrankung tatsächlich enge Beziehungen zur Kropfkrankheit hat, steht nunmehr fest. Das zeigt uns sowohl die geographische Verbreitung beider als auch die Tatsache, daß sie in der Höhe ihrer Frequenz, der Intensität der Endemie, einander Schritt halten. Die Frage dreht sich nur noch darum, in welchem Konnex sie zueinander stehen. Hierüber gehen die Meinungen noch sehr auseinander. Nach der vielleicht verbreitetsten Auffassung handelt es sich bei Kretinismus im wesentlichen um eine Hypothyreose, die Folge eines Ausfalles oder einer Verminderung der Schilddrüsenfunktion.[1] Diese Vorstellung stützt sich auf die große Ähnlichkeit des kretinischen Zustandes mit dem spontanen und postoperativen Myxödem des Kindesalters. So ausgesprochen aber die Ähnlichkeit ist, eine vollständige Übereinstimmung zwischen beiden Leiden herrscht beim ausgebildeten Krankheitsbild nicht. Das gilt vielleicht für alle Symptome. Darum ist die Theorie auch angefochten worden. Gehen wir die einzelnen Symptome durch und schauen wir, was wir von den Unterschieden zu halten haben. Eines der wichtigsten, das Zurückbleiben des Knochenwachstums, weist, trotz auf den ersten Blick bestehender Ähnlichkeit, in beiden Zuständen erhebliche Differenzen auf. Bei Myxödem findet man eine alle Wachstumspunkte gleichmäßig betreffende Tätigkeitsbeschränkung; bei Kretinismus dagegen gilt das für die verschiedenen Synchondrosen und Epiphysen in ganz ungleichmäßiger Weise. Die Folge davon ist, daß bei ersterem ein proportionierter, bei letzterem ein disproportionierter Zwergwuchs resultiert.[2] Der Rumpf ist zu lang im Verhältnis zu den Extremitäten usw. Dem ist aber entgegenzuhalten, daß zwischen beiden Affektionen der Unterschied nicht prinzipiell, sondern nur quantitativ ist. In beiden Fällen liegt das gleiche histologische Bild vor: es handelt sich um eine Verspätung des Auftretens der Knochenkerne und der Verknöcherung der Epiphysenfugen. Der Unterschied besteht nur darin, daß diese in den verschiedenen Knochen verschieden stark ausgeprägt sind. Die Störungen bewegen sich also hier wie dort nach der gleichen Richtung hin.

---

[1] Kocher, Zur Verhütung des Kretinismus usw. Deutsche Zeitschr. f. Chirurgie, Bd. 34, S. 556 (1892). — Wagner v. Jauregg, Über endemischen und sporadischen Kretinismus und dessen Behandlung. Wiener klin. Wochenschr. 1900, Nr. 49, S. 419. — Magnus-Levy, Über Organtherapie beim endemischen Kretinismus. Berl. klin. Wochenschr. 1903, Nr. 32. — Derselbe, Über Myxödem. Zeitschr. f. klin. Med., Bd. 52 (1904). — W. Weygandt, Zur Frage des Kretinismus. Sitzungsber. der phys.-med. Gesellsch. Würzburg 1903, Nr. 1 usw.

[2] Freilich soll, um nicht wieder die alte Verwirrung in diese Frage zu bringen, hervorgehoben werden, daß die Kürze der Extremitäten nicht den hohen Grad wie bei Chondrodystrophie (Mikromelie) erreicht, welcher Zustand sich auch in bezug auf den anatomisch-histologischen Bau des Skelettes vom Kretinismus unterscheidet.

Die Veränderungen der Haut treten nicht so konstant auf beim Kretinismus wie beim Myxödem, sagt man, und dort, wo sie vorkommen, seien sie nicht ganz gleicher Natur wie bei diesem. In der Mehrzahl der Fälle hat die Schwellung bei Kretinismus in der Tat nicht den pastösen Charakter wie bei Myxödem. Die Haut ist mehr welk und faltig als geschwollen, wenn auch verdickt.

Ferner wird darauf hingewiesen, daß die bei Myxödem nie fehlenden psychischen Alterationen, die charakteristische Verlangsamung des Denkens und Fühlens, bei Kretinismus nicht immer vorhanden seien. Gibt es doch intelligente Kretine, Menschen mit den somatischen Zeichen des Kretinismus und normaler Psyche (Kretinoide [Langhans[1]]). Andererseits gebe es neben den torpiden auch erethische Formen der Idiotie, die bei typischer Hypo- und Athyreoidie stets fehlen. Weiterhin hat man Differenzen im Stoffwechsel in beiden Zuständen hervorgehoben. So hat Scholz[2] gefunden, daß der Stoffwechsel bei seinen Kretinen zwar mit dem der Myxödematösen übereinstimmt, nicht aber mit dem thyreoidektomierter Tiere, und daß der Einfluß der Schilddrüsendarreichung auf den Stoffwechsel sich auch nicht ganz gleich verhält wie bei Myxödematösen. Namentlich im Chlorstoffwechsel kam das zum Ausdruck; weniger im Stickstoffwechsel. Während Myxödemkranke, wie Gesunde, während der Schilddrüsenmedikation Chloride und Sulfate in vermehrter Menge abgeben, retinierten die Kretinen sie. Ich will jedoch gleich hervorheben, daß hierin, selbst wenn sich diese Verhältnisse als konstant erweisen sollten, kein prinzipieller Unterschied erblickt werden darf. Es kann sich um sekundäre Abweichungen handeln.

Kretinismus ist des ferneren sehr häufig mit Gehörstörungen verbunden, und namentlich in hochgradigsten Fällen ist Taubstummheit eine häufige Erscheinung; betrachtet man doch die endemische Taubstummheit als den höchsten Grad des Kretinismus. In solchen Fällen findet man regelmäßig Veränderungen des Mittelohres. Bei Myxödem lassen sich aber selbst in der höchsten Ausbildung (Thyreoaplasie) keine solchen Veränderungen nachweisen (Dieterle[3]).

Ein weiterer Unterschied, auf den man aufmerksam macht, ist der, daß man bei Kretinismus die Schilddrüse nie vermißt, ja sogar oft hypertrophiert findet, während beim Myxödem gerade das Fehlen dieses

[1] Langhans, Anatomische Beiträge zur Kenntnis der Kretinen. Virchows Archiv, Bd. 149, S. 168 (1897).

[2] W. Scholz, Klinische und anatomische Untersuchungen über den Kretinismus. Berlin 1906.

[3] T. Dieterle, Über endemischen Kretinismus und dessen Zusammenhang mit anderen Formen von Entwickelungsstörung. Jahrb. f. Kinderheilk., Bd. 64, S. 576.

Organs etwas Typisches darstellt. Man hat auf histologische Degenerationszeichen in der Schilddrüse der Kretinen hingewiesen, welche auf eine Unterfunktion hindeuten sollen, lipomatöse Verbreiterung des Stromas, verschiedenartige Veränderungen des Epithels und seiner Kerne (Wandhyperchromatose [Hanau]) usw. Abgesehen aber davon, daß sie nicht immer zu treffen sind und auch bei Idioten und Mikrozephalen ohne Zeichen des Myxödems und ohne Zwergwuchs vorkommen und weiterhin auch bei Menschen beobachtet werden, die weder an Kretinismus noch an Idiotie gelitten haben, so ist stets noch viel normal aussehendes Gewebe daneben vorhanden. Wohl aber ist zu beachten, daß man Myxödem und Hyperthyreoidismus bei noch vorhandener, aber funktionell insuffizienter Schilddrüse gesehen hat. Das weist darauf hin, daß eine Schilddrüse nicht vollständig zu fehlen braucht, damit eine Insuffizienz ihrer Funktion zutage tritt. Sie kann nach durchaus normaler Richtung funktionieren, aber in nicht hinreichender Menge. Das läßt sich mit der seinerzeit von H. Bircher[1] beobachteten Tatsache in Übereinstimmung bringen, daß Kretine, denen man den Kropf total entfernt, danach Myxödem bekommen. Sicher ist, daß man kretinischen Individuen begegnet, die eine sehr kleine Schilddrüse haben. Diese von den mit Struma behafteten zu trennen und nicht dem endemischen Kretinismus zuzurechnen, ist wohl kaum statthaft, denn man findet sie in Kropfgegenden, und sie zeigen alle die übrigen Zeichen des endemischen Kretinismus, das gleiche Krankheitsbild wie die mit Kropf behafteten, nur keine Struma. Ich komme hierauf weiter unten zurück.

Eine neue Form erhielt die thyreogene Theorie, als man nicht die Schilddrüse der Kretinen selbst, bzw. die Unterfunktion derselben für den kretinösen Zustand verantwortlich machte, sondern die des mütterlichen Organismus, während des intrauterinen Lebens. Man wies darauf hin, daß in weitaus der Mehrzahl der Fälle, ja man kann sagen beinahe immer, die Mutter eines Kretins Struma hat. Die Insuffizienz der mütterlichen Schilddrüse sollte beim Fötus Kretinismus auslösen. Die Schilddrüse genüge noch für den mütterlichen Organismus allein, nicht aber für die in der Schwangerschaft gestellten erhöhten Ansprüche. Da wir nach neueren Untersuchungen wissen, daß die fötale Schilddrüse nur wenig funktioniert (s. weiter oben bei Thyreoaplasie), sondern der Fötus sein Schilddrüsensekret von der Mutter bekommt, so erschiene diese Auffassung a priori nicht unmöglich. Doch läßt sich gegen diesen Standpunkt der gewichtige Einwand erheben, daß Kretinismus nicht

[1] H. Bircher, Das Myxödem und die kretinische Degeneration. Volkmanns Sammlg. klin. Vorträge, Nr. 357 (1890).

ein kongenitales Leiden ist, sondern erst in den ersten Lebensjahren entsteht.

Dieser Auffassung hat man übrigens versucht, experimentell beizukommen. Von verschiedenen Autoren (Lanz[1], Halsted[2], Schlagenhaufer und v. Wagner[3]) angestellte Tierversuche, welche darin bestanden, daß Tiere (Hündinnen, Ziegen), denen ein großer Teil der Schilddrüse operativ entfernt worden war, trächtig gemacht wurden, ergaben kein eindeutiges Resultat. Viele Jungen kamen tot zur Welt, andere starben nach wenigen Tagen oder Wochen, wieder andere blieben im Wachstum zurück und andere gediehen in ganz normaler Weise. Keines zeigte aber das Bild des Kretinismus, wie man es bei Tieren sonst angeblich beobachten kann.

Ein Hauptargument der Gegner der thyreogenen Theorie war lange Zeit die Behauptung, daß Thyreoidalmedikation, die bei Myxödem so glänzenden Erfolge zeitigt, beim endemischen Kretinismus kaum oder nur unbedeutend erfolgreich sei. Die Erfahrung hierüber hat sich jedoch geändert, da wir aus der jüngeren Zeit wissen, daß beim endemischen Kretinismus bedeutende Erfolge zu erzielen sind. Zahlreiche Beobachtungen von Wagner, v. Jauregg[4] und Kutschera[5] haben uns gezeigt, daß wesentliche Besserung und ein sehr beträchtliches Längenwachstum bei andauernder Schilddrüsenzufuhr zu erreichen ist, 20 bis 30 cm in 2—3 Jahren. Ähnliche Erfahrungen habe ich selbst gemacht. Von zwei solchen Fällen war am Eingang dieser Abhandlung die Rede.[6] Ich kann Kutscheras Resultate vollkommen bestätigen. Freilich muß aber zugestanden werden, daß die Erfolge nicht immer so glänzend sind, daß die Besserung häufig nur gering ist und im übrigen wohl der somatische Zustand sich bessert, der psychische jedoch nur mäßig beeinflußt wird. Dieser Umstand spricht aber, wie bemerkt werden muß, nicht unbedingt gegen die thyreogene Theorie. Wir wissen jetzt auch, daß der auf angeborenem Schilddrüsenmangel beruhende Degenerationszustand durch die Schilddrüsenmedikation nicht beeinflußbar ist, und doch ist dort der Mangel dieses Organs sicherlich das primäre. Man muß sich das

---

[1] Lanz, Progenitur Thyreopriver. Arch. f. klin. Chirurgie, Bd. 74.

[2] Halsted (zitiert bei Eiselsberg), Die Erkrankung der Schilddrüse. Deutsche Chirurgie, Liefg. 38.

[3] Schlagenhaufer und Wagner v. Jauregg, siehe S. 74, Anm. 2.

[4] Wagner v. Jauregg, siehe Anm. 1, S. 79. — Derselbe, Behandlung des endemischen Kretinismus mit Schilddrüsensubstanz. Wiener klin. Wochenschr. 1904, Nr. 30, S. 835. — Derselbe, Zweiter Bericht über die Behandlung des endemischen Kretinismus mit Schilddrüsensubstanz. Ebenda 1907, Nr. 2.

[5] v. Kutschera, s. Anm. 1, S. 71. Vgl. auch Magnus-Levy. Siehe Anm. 1, S. 79.

[6] Vgl. auch Ad. Oswald, Zur Behandlung des endemischen Kretinismus. Correspondenzbl. f. Schweiz. Ärzte 1914. Nr. 24 und ders., Nachtrag zu meinem Aufsatz über die Behandlung des endemischen Kretinismus. Ebenda 1914 Nr. 43.

zunächst so erklären, daß durch den Wegfall der Schilddrüse andere Organfunktionen gestört sind und abnorm verlaufen. Welche dabei in Betracht kommen, ist mit Sicherheit nicht zu sagen. Doch denkt man hier in erster Linie an die übrigen innersekretorischen Drüsen. Durch die Arbeiten von Basch[1], Klose[2] und anderen wissen wir, daß die Thymus einen eminenten Einfluß auf die körperliche und geistige Entwicklung hat. Wird Tieren (Hunden usw.) dieses Organ in den ersten Lebenswochen entfernt, so bleibt das allgemeine Wachstum erheblich zurück. Die Tiere werden plump, stumpfsinnig, und es tritt allmählich eine allgemeine Kachexie auf, unter der sie zugrunde gehen. Auch die Hypophyse hat Beziehungen zum Wachstum, die Erkrankungen der Hypophyse als Ursache des akromegalischen Wachstums der Gesichtsknochen und der Extremitäten ist seit Marie bekannt. Nach neueren Untersuchungen hat auch die Entfernung der Hypophyse bei jungen Tieren eine allgemeine Kachexie mit Wachstumsbehinderung zur Folge. Nun wissen wir, daß die innersekretorischen Drüsen sich gegenseitig beeinflussen — man denke an die Hypertrophie der Hypophyse nach Schilddrüsenentfernung (Rogowitsch[3]) — auch bezüglich ihrer Tätigkeit ineinander eingreifen — Schilddrüse, Thymus, Hypophyse beherrschen alle drei das Knochenwachstum (von letzterer wissen wir ja auch, daß Erkrankungen Akromegalie bewirken). Aus all dem geht hervor, daß die innersekretorischen Drüsen zu einem Ganzen zusammengehören und aus den geschilderten Daten scheint ihre Funktion gerade im jugendlichen Alter am unentbehrlichsten zu sein. Ist der Synergismus der Drüsen irgendwo gestört, durch Ausfall oder Unterwertigkeit einer Komponente, so werden die anderen nicht mehr genügend funktionieren, die Zeit ihrer größten Bedeutung wird verpaßt, und wenn auch nachträglich, z. B. bei angeborener Thyreoaplasie nach Wochen oder Monaten das fehlende Drüsensekret zugeführt wird, so ist doch das bereits Ausgefallene, die befruchtende und fördernde Wirkung auf die anderen Organe nicht mehr nachzuholen. Darum ist der Schaden um so größer, je früher der Ausfall einer Drüse erfolgt, am größten beim kongenitalen Defekt (z. B. Thyreoaplasie).

Aus diesem Grunde ist auch beim endemischen Kretinismus die Schilddrüsentherapie oft unwirksam. Es kann die eine oder andere innersekretorische Drüse in wechselnder Intensität in Mitleidenschaft

[1] K. Basch, Beiträge zur Physiologie und Pathologie der Thymus. Jahrb. f. Kinderheilk., Bd. 64, S. 285 (1906).

[2] K. Klose, Über Thymusexstirpation und ihre Folgen. Archiv. f. klin. Chirurgie, Bd. 92, S. 1125 (1910). — Derselbe und K. Vogt, Klinik und Biologie der Thymusdrüse. Beiträge z. klin. Chirurgie, Bd. 69, S. 1 (1910).

[3] Rogowitsch, Arch. de Physiologie 1892.

gezogen werden und Veränderungen herbeiführen, die später durch Zufuhr von Schilddrüsensekret nicht mehr reparabel sind. Die funktionelle Veränderung der mitbeteiligten innersekretorischen Organe braucht sich nicht in grob anatomischen Änderungen auszudrücken.

Wenn wir von diesen Betrachtungen ausgehen, so können wir uns vorstellen, daß eine absolute Identität zwischen Kretinismus und künstlichem Hypo- oder Athyreoidismus nicht zu bestehen braucht, ohne daß man deshalb auf die Erklärung des ersteren als einer Hypothyreose zu verzichten hätte. Bei einem von Menschenhand angestellten Experimente — entstamme es der Therapie, wie bei der Kropfexstirpation, oder sei es wollentlich (am Tier) bewirkt — sind die Bedingungen immer einfacher, als bei dem von der Natur vorgenommenen. Es kommen dabei Bedingungen in Betracht, die wir nicht zu übersehen imstande sind. Der Prozeß erfolgt schon ganz anders hier wie dort. Dort geht er einmal schon langsamer vor sich, es haben dann Funktionen anderer Organe Zeit sich zu modifizieren, entweder bis zu einem gewissen Grade vikarierend einzutreten oder aber auch in Mitleidenschaft gezogen zu werden. Dann können diese Organe auch direkt durch das krankmachende Agens affiziert werden und auch bei ihnen sich eine pathologische Arbeitsrichtung herausbilden. Alles dies sind Dinge, die wir noch nicht genügend übersehen. Wir kennen ja noch nicht einmal die physiologischen Verhältnisse; wieviel weniger dürfen wir erwarten, in ihre krankhaften Abweichungen klar hineinzusehen. Ich führe sie nur deswegen an, um darzutun, daß wir nicht unbedingt das gleiche Bild erwarten dürfen bei operativem oder experimentellem Eingreifen, wie bei ohne unser Zutun entstandenen krankhaften Veränderungen. Alle die oben erwähnten Differenzen zwischen experimenteller oder operativer Athyreoidie einerseits und endemischem Kretinismus andererseits sind nicht als so prinzipieller Natur aufzufassen, daß sie gegen eine Abhängigkeit des kretinischen Zustandes von einer hypofunktionellen Erkrankung der Schilddrüse mit Notwendigkeit sprechen. Es kann beim Kretinismus der ursprüngliche Anstoß von einer Unterfunktion der Schilddrüse ausgehen, zu dem sich dann im Gefolge andere Momente hinzugesellen.

Es ist an der thyreogenen Theorie des Kretinismus im genannten Sinne um so mehr festzuhalten, als keine andere Theorie unser Kausalitätsbedürfnis im gleichen Maße befriedigt wie sie. Das muß ich gerade von der Theorie behaupten, wonach die Thyreoidea ätiologisch für den endemischen Kretinismus nicht in Betracht käme, sondern daß Struma und Kretinismus einander koordiniert und (mit der endemischen Taubstummheit) Teilerscheinungen einer allgemeinen Erkrankung seien. Diese Theorie erklärt uns einerseits nicht die günstige Wirkung der Thyreoidalmedikation, andererseits fällt es auch schwer, anzunehmen, daß ein mit der Thyreoidea nicht zusammenhängendes Agens ein so ähnliches Krankheitsbild hervorrufen soll wie die Entfernung der Thyreoidea selbst.

Ich möchte noch einmal auf die Differenz in der Reaktionsfähigkeit auf Schilddrüsenmedikation zurückkommen und dabei folgendes anführen. Viele Kretinen haben einen Kropf, manchmal auch einen ganz ansehnlichen; andere dagegen zeigen eine manifest verkleinerte Schilddrüse. Oft ist überhaupt keine palpabel. Man fühlt den Kehlkopf und den Übergang in die Trachea und nicht das geringste einer Schilddrüse. Daraus schließe ich aber freilich nicht, daß keine Schilddrüse vorhanden sei, sondern nur, daß sie zum mindesten stark verkleinert ist. Unter den Kretinen, die ich selbst in Behandlung gehabt habe, sind es nun gerade diejenigen, bei welchen die Schilddrüse verkleinert, d. h. nicht palpabel ist, welche am besten reagierten, während die mit Kropf behafteten sich nur wenig oder kaum oder gar nicht beeinflussen ließen. Bei den ersteren darf man also füglich von Hypothyreoidismus sprechen, und da sich diese Kretinen von anderen durch keine somatischen oder psychischen Merkmale unterscheiden lassen, ausgenommen, daß sie eben keinen Kropf besitzen, so darf man annehmen, daß zum mindesten eine Kategorie von Kretinen auf notorischem Hypothyreoidismus beruht. Auch der von Weygandt[1] mitgeteilte Fall, der auf Schilddrüse mächtig reagierte, betraf einen (18jährigen) Kretin, bei dem keine Schilddrüse palpabel war.

Man wird nun einwenden, daß es sich eben gar nicht um endemischen Kretinismus, sondern um infantiles oder juveniles Myxödem oder, wie man es früher bezeichnete, sporadischen Kretinismus handelte. Da aber die Patienten alle aus einer Kropfendemie stammen, so wäre es willkürlich, sie nicht als zum endemischen Kretinismus zugehörend zu betrachten. Wir haben jedenfalls keine Berechtigung, eine solche Trennung vorzunehmen, denn alle klinischen Merkmale, bis auf die Größe der Schilddrüse, sind in beiden Fällen die gleichen, und den endemischen Kretinismus vom sporadischen nur auf Grund der Verkleinerung bzw. Vergrößerung der Schilddrüse trennen zu wollen, ist gewiß nicht angängig.

In den jüngsten Jahren sind Beobachtungen angestellt worden, die auf die Genese und die Ursache des Kretinismus ein neues Licht verbreiten. Kutschera[2] war es wiederum, der hier voranging.

---

[1] Weygandt, Weitere Beiträge zur Lehre vom Kretinismus. Verhandl. d. physik.-medizin. Gesellsch. zu Würzburg, N. F., Bd. 37, S. 13 (1915).

[2] Kutschera, siehe S. 71, Anm. 1. — Derselbe, Zur Epidemiologie des Kretinismus. Das Österreichische Sanitätswesen 1909, Beilage zu Nr. 41. — Derselbe, Kropf und Kretinismus in Tirol und Vorarlberg. Zeitschr. f. öffentl. Gesundheitspflege, Bd. 2, H. 1 (1914).

Er stellte an der Hand sehr zahlreicher und ausführlicher Erhebungen in Steiermark und Tirol fest, daß Kretinismus, ganz wie er es für Kropf gezeigt hat, innerhalb des endemisch verseuchten Gebietes nicht gleichmäßig verbreitet ist, sondern in einzelnen Häusern gehäuft vorkommt, während er in benachbarten fehlt. Dabei handle es sich nicht etwa um ein durch Heredität bewirktes Befallensein verschiedener Familienmitglieder, sondern auch nichtverwandte Hausgenossen werden angesteckt, wenn sie im Kindesalter in ein Haus kommen, wo Kretine sich aufhalten, wie auch umgekehrt das Entfernen der Kinder aus kretinösen Familien bald nach der Geburt und ihr Verbringen in ein kretinenfreies Haus hinreicht, um sie vor Kretinismus zu bewahren. Wie der Kropf halte sich der Kretinismus an Wohnungsgemeinschaften. Kutschera zeigte an der Hand von Familiengeschichten wie Kretinismus durch Kretinen in Familien oder Wohnungsgemeinschaften eingeschleppt wurde, wo deren Gegenwart genügte — oder wenigstens der nähere Kontakt mit den Kindern (durch Spielen, Herumtragen usw.) — um den vor ihrer Ankunft nichtkretinischen Nachwuchs kretinös zu machen, wie das Übersiedeln gesunder Familien in Häuser, wo Kretine wohnen, häufig genügte, um bei den Nachkommen Kretinismus zu erzeugen, oder auch das Unterbringen von Kindern aus gesunden Familien bald nach der Geburt in ein Kretinenhaus ausreichte, um bei denselben kretinische Degeneration zu bewirken. Wohl am lehrreichsten ist die Tatsache, daß Kinder kretinöser Eltern kretinisch werden, wenn sie bei der kretinischen Mutter belassen werden, sich dagegen normal entwickeln, wenn sie bald nach der Geburt entfernt und in ein kretinfreies Haus untergebracht werden. Dabei ist es nicht notwendig, sie in eine kretinfreie Gegend zu bringen; es genügt ihr Versetzen in ein kretinfreies Nachbarhaus. Instruktiv ist auch die Tatsache, daß Häuser, die, wie aus früheren Urkunden hervorgeht, berüchtigte Kretinenhäuser waren, im Laufe der Jahrzehnte, nachdem die kretinischen Bewohner sie verlassen haben, nur gesunde Insassen beherbergen.[1] Das zeigt, daß nicht die Örtlichkeit selbst, das Haus, maßgebend ist, sondern die Berührung mit Kretinen.

Die vielen Beispiele, die Kutschera aus langjähriger eigener Beobachtung anführt, sind sehr wertvoll und verdienen die weitgehendste Beachtung. Sie besitzen mehrfach die Schärfe eines Experiments. Seine Schilderungen erinnern vielfach an die der Autoren aus der vorbakteriologischen Zeit, worin versucht wird, die infektiöse Natur von Krankheiten, wie Typhus, Ruhr usw. darzutun. Man gewinnt aus den vielen Krankengeschichten den Eindruck, daß tatsächlich eine Kontaktinfektion

[1] Kutschera, Die Tostenhuben in der Gemeinde Sirnitz in Kärnten. Wiener klin. Wochenschr. 1912, Nr. 48.

das Ausschlaggebende sei. Es finden sich noch manche andere Züge, die ganz für eine Infektionskrankheit sprechen, z. B. die Tatsache, daß Kinder eingewanderter Familien leichter erkranken als solche ortsansässiger, was also auf eine gewisse Immunität der einheimischen Bevölkerung hinweist. Weiterhin die örtlichen und zeitlichen Schwankungen, die zwar weniger in die Augen springen wie bei den akuten Infektionskrankheiten, sich aber dennoch bei jahrelanger Beobachtung nachweisen lassen. Auch das für eine Infektionskrankheit geforderte Postulat der Übertragbarkeit auf das Tier wird erfüllt, indem Kutschera von drei Hunden berichtet, die vom jugendlichen Alter an in dem mit schmutzigen Hadern bedeckten Bette einer Kretine gehalten wurden und nach ca. zwei Jahren kretinische Degeneration zeigten. Lehrreich ist dabei, daß die Tiere zuerst Kropf bekamen und ein Jahr darauf kretinös wurden. Diese Tatsache stimmt, wie beiläufig erwähnt werden mag, mit einer Beobachtung Grassis und Munarons[1] überein, die Hunde in kropffreier Gegend (Rom) in Räumen hielten, in denen feuchtes Erdreich und faulendes Material (Laub, Streu) aus Ställen aus einer Kropfgegend (Cedrasco im Veltlin) abgelagert war. Kutscheras Versuche sprechen in hohem Maße dafür, daß tatsächlich Kropf und Kretinismus zwei Symptome des gleichen Leidens seien und beide nur einen graduellen Unterschied darstellen.

Diese Beobachtungen werfen ein ganz neues Licht auf die Kretinenkrankheit. Doch können sie nur dann eine ausschlaggebende Bedeutung beanspruchen, wenn das Resultat konstant ist oder sich wenigstens oft wiederholt. Weitere Versuche nach dieser Richtung sind dringend notwendig.

Zum Schluß will ich mit wenigen Worten den Schaden berühren, der die Kretinenkrankheit für die gesamte Bevölkerung der Kretinen- und Kropfgegenden bedeutet. Das ausgesprochene Krankheitsbild findet sich bekanntlich nur in einem glücklicherweise geringen Prozentsatz der Bevölkerung. Wie hoch die Zahl der Kretinen in verschiedenen Ländern ist, darüber geben uns die Statistiken Aufschluß. Nach einer solchen aus dem Jahre 1883, die aber heute noch Geltung haben dürfte, befanden sich unter den $9^1/_2$ Millionen Einwohnern des Piemonts, der Lombardei und Venetiens rund 13000 Kretine. In Steiermark belief sich die Zahl auf 2500 oder $1{,}84^0/_0$. Auch in dem vom Kropf behafteten Alpengebiet Frankreichs begegnen wir ähnlichen Ziffern. Für die gesamte Schweiz habe ich keine Zahlen gefunden. Doch ist der Prozentsatz,

[1] Grassi und Munaron, Rendiconti della reale accademia dei Lincei, Bd. 12 und 13 (1903 u. 1904).

nach den älteren Angaben H. Birchers, in manchen Distrikten so hoch wie in Steiermark. Unter diesen Zahlen sind naturgemäß nur die ausgesprochenen Fälle gerechnet. Verfolgen wir nun aber die letzten Ausläufer dieses Zustandes, so gewahren wir, daß sie einen weit größeren Kreis ziehen, als man vielfach annimmt. Wir haben gesehen, daß Kropf sich sehr häufig mit Hypothyreoidismus vergesellschaftet. Durch die im Laufe der Jahrhunderte durch viele Generationen hindurch sich stets geltend machende schädigende Beeinflussung prägen sich der Bevölkerung in weiten Schichten somatische und vielleicht geistige Merkmale auf. Betrachtet man in intensiven Kropfgegenden die Bevölkerung, so fällt ein etwas gedrängter Körperbau mit zu kurzen Extremitäten auf, unschöne Körperformen, Magerkeit, schlaffe Gelenke, häßliche Gesichtszüge usw. auf. — Hängt damit nicht auch die Unfähigkeit der Frauen, ihre Kinder zu stillen, in Zusammenhang? — Stellt man statistisch fest, wie viele Menschen durch das Kropfleiden im weitesten Sinne (Kropf und seine Komplikationen, Kropfherz, Kretinismus, Taubstummheit usw.) des Vollbesitzes ihrer Kräfte beraubt werden, wieviel Arbeitskräfte dem Lande verloren gehen, wie viele junge Männer z. B. für das Militär unbrauchbar sind (wegen Kropf und geringem Körperwuchs), so kommt man zu horrenden Zahlen. Ich habe auf diese Punkte in einer besonderen Abhandlung aufmerksam gemacht.[1] Erwähnt sei nur, daß Kropfkrankheit (im weiteren Sinne) dasjenige Leiden ist, um dessentwillen in der Schweiz am meisten Stellungspflichtige militäruntauglich sind. Aus diesem Grunde ist es für die von Kropfendemien heimgesuchten Völker eine volkswirtschaftliche und nationale Aufgabe, sich von dem ihnen wie ein Krebsschaden anhaftenden Leiden zu befreien zu suchen.

[1] Ad. Oswald, Der Kropf als wirtschaftlicher Schaden. In „Wissen und Leben", Zürich, Rascher & Co., Bd. V, H. 11, S. 721 (1912). — Vgl. auch E. Bircher, Die kretinische Degeneration (Kropf, endemischer Kretinismus und Taubstummheit) in ihren Beziehungen zu anderen Wissenschaften. Fortschritte d. Naturwissensch., Bd. 2 (1912). — A. v. Kutschera, Der endemische Kretinismus und seine Bedeutung für die öffentliche Verwaltung. Österr. Zeitschr. f. Verw., 43. Jahrg. 1911.

Druck von Metzger & Wittig in Leipzig.